Raphael Jesse

FIT & SCHLANK MIT FITNESSBAND

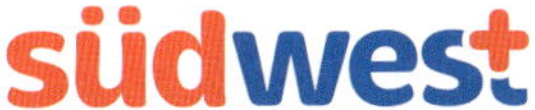

INHALT

AN DIE BÄNDER, FERTIG, LOS …

VORWORT

Hi, mein Name ist Raphael.

Ich bin Inhaber des Personal Training Studios »Das Trainingslager«, ausgebildeter Ernährungswissenschaftler, seit 27 Jahren Trainer und seit 17 Jahren Personal Trainer in Berlin. In meinem Beruf versuche ich jeden Tag, Menschen zu besserer Fitness, einem gesünderen Lebensstil und einem gestärkten Selbstbewusstsein zu verhelfen. Es macht mir Freude, zusammen mit meinen Kunden an ihren Zielen zu arbeiten, sie zu motivieren und ihre großen und kleinen Erfolge mitzuerleben. Dabei macht es keinen Unterschied, ob wir feiern, dass die Wage 10 Kilo weniger anzeigt, der erste Klimmzug gelungen ist oder die 100-Kilo-Marke beim Bankdrücken geknackt wurde. Weil Sport in unterschiedlichster Form seit meinem sechsten Lebensjahr in meinem eigenen Leben eine zentrale Rolle spielt, ist meine Motivation unabhängig von den konkreten Trainingszielen –, möglichst viele Menschen mit meiner Begeisterung für Bewegung anzustecken.

Ich freue mich deshalb sehr, dass du dir diesen Ratgeber für das Training mit Fitnessbändern zugelegt hast. Die bunten Gummibänder sind nicht nur extrem handliche Trainingsgeräte, sondern auch sehr vielfältige und effektive Hilfsmittel.

Mit diesem Buch möchte ich dir viele konkrete Übungen mit Fitness- und Miniband an die Hand geben, damit du in Zukunft, jederzeit und überall etwas für dich und deine Fitness tun kannst. Damit du deine Ziele auch erreichst und die Bänder nicht nach kurzer Anfangseuphorie in der Ecke landen, findest du außerdem Grundlagenwissen zur Trainingsplanung. Dafür habe ich neben meiner eigenen Erfahrung vor allem die Learnings aus vielen Tausend Trainingseinheiten mit meinen Kunden genutzt. Weil Bewegung und Ernährung immer ineinandergreifen, habe ich auch dazu einen kurzen Abschnitt integriert. Ich habe mich bemüht, Fachchinesisch zu vermeiden und alles einfach und kompakt zu halten, ohne dabei in wissenschaftliche Tiefen abzutauchen.

Einleitend möchte ich dir einen kurzen Überblick verschaffen, welche Arten von Bändern es überhaupt gibt und wie du das richtige Band für dein Training findest. Ich werde dir die Fragen beantworten, warum sie zwischenzeitlich zu Recht ins Standardrepertoire jedes Fitnessstudios und Fitnessfans aufgenommen wurden und welche Vorteile und Grenzen das Training mit den Bändern hat.

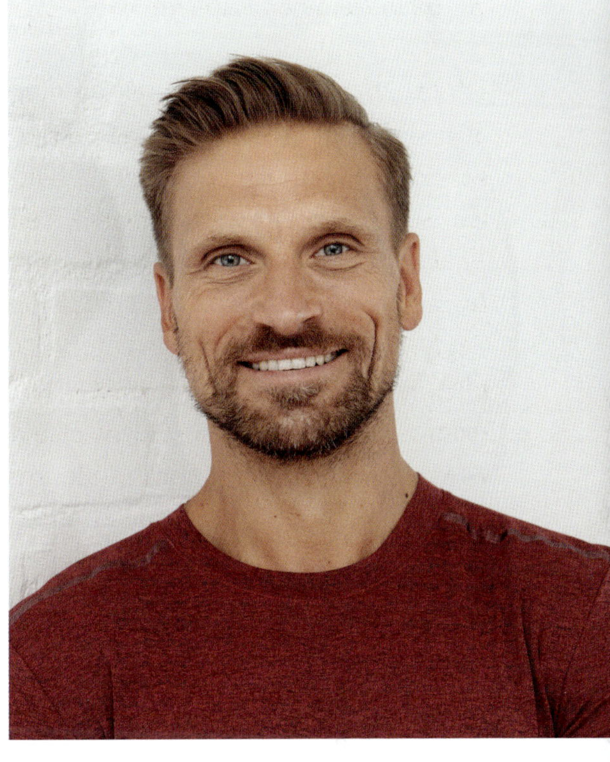

Im zweiten Kapitel findest du den angekündigten Crashkurs in Sachen Trainingsplanung, mit etwas Theorie, vielen Tipps für die Umsetzung in dein eigenes Training sowie einen kurzen Fitnesstest als praktisches Instrument, um deinen Ausgangswert bestimmen und deine Fortschritte immer wieder überprüfen zu können.

Wenn du schon etwas Erfahrung mitbringst, kannst du selbstverständlich auch direkt in Kapitel 3 einsteigen. Dort findest du, neben einer feinen Auswahl an Warm-up-Übungen, 40 Übungen mit Fitnessband, geordnet nach Muskelgruppen, ein Special mit meinen Top-10-Miniband-Übungen sowie drei fertige Workouts zum Direkt-Loslegen.

In diesem Sinne – schnapp dir dein Band oder blättere weiter. Ich wünsche dir viel Spaß beim Lesen und vor allem natürlich viel Freude und Erfolg beim Trainieren!

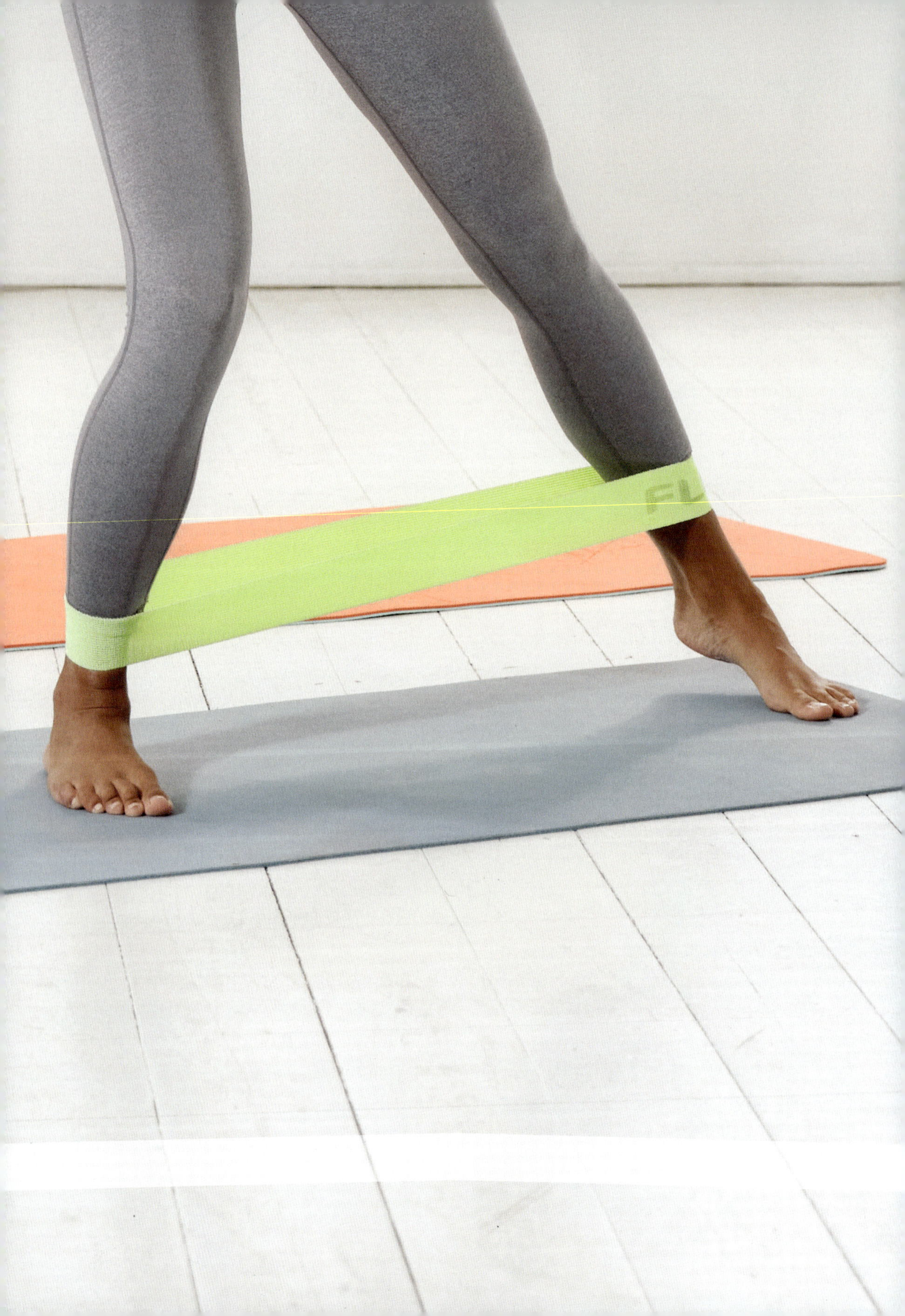

KURZE »GERÄTE«-EINWEISUNG

DIE ERFOLGSGESCHICHTE DES LATEXBANDES

Die Geschichte der Trainingsbänder beginnt im Jahr 1978 in Akron, Ohio, USA. Die dort entwickelten Latexbänder wurden damals vorwiegend im Therapiebereich eingesetzt. Durch den erfolgreichen Einsatz im Reha-Bereich begannen dann immer mehr Athleten, die Bänder auch präventiv zu nutzen, um ihre Kraft zu steigern sowie Mobilität und Flexibilität zu verbessern.

Ihren Durchbruch als Standardausrüstung in jedem Fitnessstudio und Musthave-Tool für das Training zu Hause verdanken die Bänder zu großen Teilen Jürgen Klinsmann und seinem Athletiktrainier-Team. Denn wer kann sich nicht an die Bilder der deutschen Fußballnationalmannschaft während des Sommermärchens 2006 erinnern: Vor jedem Spiel und in jeder gefilmten Trainingseinheit von dieser Weltmeisterschaft sprinteten oder sprangen die Jungs gegen den Widerstand der bunten Bänder an. Eine unbezahlbare Werbekampagne für die zuvor noch oft belächelten Instrumente.

Das Interesse der breiten Masse war geweckt und damit stieg auch das Angebot: Fitnessbänder, Powerband, Thera-Band, Widerstandsbänder, Miniband, Resistance Loop und Fitness Tube... Wer sich heute auf die Suche nach dem passenden Band macht, läuft schnell Gefahr, sich im bunten Gummiband-Salat zu verheddern. Deshalb will ich euch kurz sortieren helfen.

WELCHES BAND IST DAS RICHTIGE FÜR DICH?

Es gibt eine Vielzahl von Anbietern für Fitnessbänder. Je nach Marke haben die Bänder unterschiedliche Farben, sind etwas breiter oder schmäler, länger oder kürzer. Manche sind zu Ringen geschlossen, einige haben Griffe. Solltest du mindestens zwei unterschiedliche klassische, lange Bänder zu Hause haben, reichen diese grundsätzlich für den Anfang. Bei Bedarf kannst du ein solches Band auch zu einer Schlaufe knoten oder mit einer zusätzlichen Halterung z. B. in einer Türe fixieren. Bitte unter keinen Umständen an zu leichten oder beweglichen Möbelstücken befestigen, um Verletzungen und Unfälle zu vermeiden! Stattest du dich neu aus, lautet meine Empfehlung: Hol dir Bänder mit Schlaufen. Den überwiegenden Teil der Übungen ab Seite 48 haben wir damit demonstriert.

Für den Start reichen dir zwei Bänder, »leicht« und »mittel«. Diese kannst du für Übungen, bei denen du mehr Widerstand brauchst, auch übereinandergelegt benutzen. Wenn du bereit bist, etwas mehr zu investieren, statte dich mit drei Bändern in unterschiedlichen Stärken aus und leiste dir am besten auch zwei, drei Minibands zur Erweiterung. Die Farbe solltest du dabei nicht einfach passend zu deinem Lieblingsoutfit wählen, denn sie geben den Widerstand des Bandes an. Ich würde es begrüßen, wenn alle Anbieter die gleiche Farbwahl für den jeweils gleichen Widerstand hätten. Leider variiert das aber von Hersteller zu Hersteller. Achte also auf die entsprechende Skala.

Der Klassiker sind die Thera-Bänder. Sie werden vorrangig im Therapiebereich eingesetzt. Der Grund ist, dass sie kleine Abstufungen beim Widerstand haben. Das ermöglicht, dass man kleine Muskelgruppen sehr gut bearbeiten kann. Auch beim Training und Muskelaufbau nach Verletzungen finden sie ihren Einsatz, weil sich damit die Belastung optimal steuern und dosieren lässt.

Fitnessbänder – egal welcher Marke – haben im Gegensatz zu Therapiebändern einen größeren Widerstand. Wenn du also generell schon sportlicher unterwegs bist, kannst du dir auch zu Beginn schon solche zulegen. Ihr Widerstand wird meist mit Kilogramm angegeben. Bitte beachte bei dieser Angabe, dass sie keinen stabilen Wert darstellt. Denn der Widerstand des Bandes ändert sich unter stärkerem oder schwächerem Zug. Die Kilogramm-Angabe gilt immer für 100 Prozent Dehnung; das heißt, nur wenn ich das Band auf die doppelte Länge gedehnt habe, entspricht der Widerstand der ausgewiesenen Kilogrammzahl. Sobald ich weniger stark oder stärker ziehe, verringert oder erhöht sich auch der Widerstand. Die Angabe nutzt dir als Orientierung für den Kauf. Grundsätzlich kann ich aber

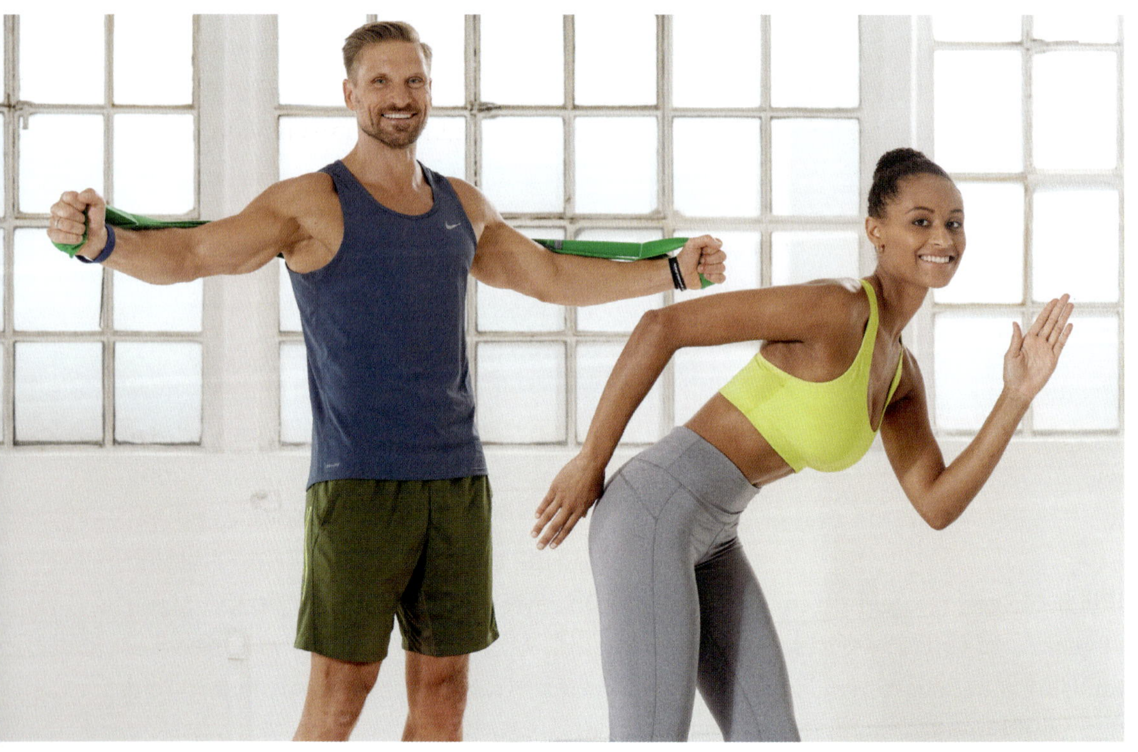

mit jedem Band in einer gewissen Range trainieren. Manche Anbieter kennzeichnen ihre Bänder auch sinnvollerweise einfach nur mit »leicht«, »mittel« und »schwer«. Weil es beim Bandtraining nicht auf exakte Gewichte ankommt, ist das absolut ausreichend.

Ansonsten unterscheiden sich die Bänder noch beim Material. Viele sind aus reinem Gummi, einige Hersteller bieten Fitnessbänder aus Gummi und Stoff an. Beide Arten haben ihre Vor- und Nachteile. Die Bänder mit Stoff sitzen angenehmer auf der Haut. Die aus Gummi wiederum lassen sich weiter dehnen. Hier entscheidet die persönliche Vorliebe. Probiere einfach aus, was dir besser liegt.

Minibands sind eine tolle Ergänzung, um Übungen, die eine kleinere Bewegungsamplitude voraussetzen, unkomplizierter (das heißt, ohne sie vorab verknoten zu müssen) in dein Training integrieren zu können. Auch hier gilt die Farblogik in Bezug auf die Abstufung der Widerstände.

Alle weiteren, spezielleren Bänderarten kannst du für das Training mit diesem Buch zunächst ausblenden.

VOR- UND NACHTEILE DES TRAININGS MIT FITNESSBÄNDERN

BESONDERS PLATZSPAREND

Ein großer Vorteil der Fitnessbänder liegt auf der Hand – sie sind leicht und nehmen wenig Platz weg. Du kannst sie problemlos transportieren und brauchst zu Hause nicht die Wohnung mit Fitnessgeräten vollzustellen. Egal, ob du in den Urlaub fährst oder geschäftlich verreist, ob für Wochenendtrips oder längere Familienurlaube – eine kleine Ecke im Koffer oder in der Reisetasche findet sich immer. So hast du dein persönliches Fitnessstudio immer dabei und kannst überall nach deinem individuellen Trainingsplan trainieren, ohne auf etwas verzichten zu müssen. Und: Du brauchst keine Ausrede mehr, warum das Training ausfallen musste. Auch das spart nochmals Energie, die du in den Sport investieren kannst.

UNSCHLAGBARES PREIS-LEISTUNGS-VERHÄLTNIS

Auch die Anschaffungskosten sind gegenüber Hanteln oder anderem Trainingsequipment sehr gering und damit auf jeden Fall auch ein Pro-Argument. Gerade als Einsteiger ist die Hürde, den Sport einfach einmal auszuprobieren, damit niedrig.

Auch wenn du noch unsicher bist, ob dir das Training mit Fitnessbändern liegt, kannst du die Investition in ein Band riskieren. Wenn du dabeibleibst, übertreffen seine vielfältigen Einsatzmöglichkeiten und die fantastischen Trainingserfolge die Kosten um ein Vielfaches.

VIELFÄLTIG UND GANZHEITLICHES TRAININGSGERÄT

Durch die unterschiedlichen Bänderstärken bist du außerdem in der Lage, Übungen für alle Muskelgruppen durchzuführen. Du kannst Workouts planen, die den ganzen Körper oder gezielt einzelne Muskelgruppen trainieren. Die Belastung lässt sich flexibel an deine Leistungsfähigkeit anpassen und stufenlos steigern. Dadurch kannst du dein Training variabel steuern und deine Ziele effektiv erreichen.

EFFIZIENT UND GELENKSCHONEND

Für die Muskulatur hat das Training mit Fitnessbändern den Vorteil, dass du aufgrund des Gummiband-Zugs darauf achten musst, auch eine konzentrierte Rückführbewegung zu machen. Dein Fitnessband versucht sich natürlich, sobald du es dehnst, wieder in seine Normalposition zurückzubewegen. Dadurch bist du gezwungen, auch in der sogenannten exzentrischen Bewegung langsam nachzugeben. Die arbeitende Muskulatur steht damit kontinuierlich unter Spannung, was zum einen den Trainingserfolg steigert, zum anderen die Gelenke schont, weil der Spannungsaufbau bzw. -abbau gleichmäßig erfolgt.

KEIN TRAINING IM MAXIMALKRAFT-BEREICH MÖGLICH

Eine Grenze erreichen die Bänder, wenn du im Maximalkraft-Bereich trainieren möchtest. Sobald du Gewichte brauchst, die schwerer als dein eigenes Körpergewicht sind, tauschst du die Bändern besser gegen Hanteln oder leistest dir eine Fitnessstudio-Mitgliedschaft, womit dir dann die ganze Vielfalt an Geräten zur Verfügung steht.

FITNESSBÄNDER VS. HANTELTRAINING

Auch wenn Hanteln, wie die Bänder, in die Kategorie »mobile Trainingsgeräte« gehören, können sie natürlich bei Weitem nicht mit dem unerheblichen Eigengewicht und Volumen der Bänder mithalten. Um aus diesem Nachteil einen Vorteil zu machen, kannst du alternativ natürlich mit Hanteln im Gepäck das Koffertragen selbst zur Trainingseinheit erklären.

Fans der exakten Trainingsplanung und -steuerung – im Sinne einer genauen Dokumentation des Trainingsgewichtes und der prozentualen Fortschritte – werden dagegen von den Bändern in diesem Punkt enttäuscht. Bei Hanteln hast du immer die genaue Gewichtsangabe. Wenn dir das Gewicht zu leicht ist, kannst du eine zusätzliche Scheibe draufpacken. Somit kannst du genau notieren, mit wie viel Gewicht du wie viele Wiederholungen gemacht machst. Zwar gewinnst du nach einigen Einheiten mit Fitnessband auch ein Gefühl für die Belastung, sodass du auch damit den Widerstand anpassen kannst. Für die Dokumentation in einem Trainingsbuch benötigst du beispielsweise aber ein Band mit Schlaufen oder andere Behelfsmarkierungen, die aufgrund der oben beschriebenen Dehneigenschaften des Bandes immer unpräziser als Gewichtsscheiben bleiben.

FITNESSBÄNDER VS. GERÄTETRAINING

Geräte sind in ihrer Anschaffung im Vergleich zu Bändern unverhältnismäßig teuer und nehmen viel Platz weg. Also entweder hast du ein Zimmer übrig, oder du musst auf dein Schlafzimmer, deine Küche oder dein Wohnzimmer verzichten. Für Gerätetraining brauchst du ein Gym oder eine Mitgliedschaft in einem Studio. Für unkompliziertes Training zu Hause sind sie sicherlich keine Alternative.

Bei Trainingsgeräten, wie beispielweise der Leg- oder Chest-Press, bist du zudem auf eine vorgegebene Bewegung beschränkt. Du stellst die Sitzhöhe ein, stellst das Gewicht ein, setzt dich drauf und machst die Übung. Die Bewegung wird durch die Führung vorgegeben – das ist ein Vorteil, aber gleichzeitig auch der größte Nachteil. Du kannst nichts falsch machen, musst aber auch nichts koordinieren. Der Effekt eines nachhaltigen, guten Trainings sollte dagegen sein, dass du im Laufe der Zeit losgelöst von Übungen in der Lage bist, deinen Körper und einzelne Muskelgruppen anzusteuern und selbst zu kontrollieren. Denn im täglichen Leben machst du auch vor allem Bewegungskombinationen.

Du wirst eher selten im Liegen oder im Stehen etwas nach vorn drücken. Du hebst Dinge hoch, stellst etwas von A nach B oder trägst eine Einkaufstüte. Deswegen macht es auch Sinn, im Training Übungen mit einzubauen, die deinen Körper für den Alltag stärken und kompliziertere Bewegungsabläufe trainieren, damit du dir beispielsweise den Rücken nicht verhebst. Das können Geräte nicht leisten.

FITNESSBÄNDER VS. REINE KÖRPERGEWICHTSÜBUNGEN

Im Fall des Körpergewichtstrainings sind Fitnessbänder die perfekte Ergänzung. Denn mithilfe der Bänder kannst du die Belastung deiner Körpergewichtsübungen verringern oder erhöhen. Gerade anspruchsvollere Übungen, wie Liegestützen oder Klimmzüge, werden damit unabhängig vom Ausgangslevel zu erreichbaren Zielen. Wie? Du kannst mit den Bändern Alternativübungen für diese Körpergewichtsübungen machen.

Ein korrekt ausgeführter Liegestütz bedarf schon eines gewissen Maßes an Kraft und Fitness. Um das aufzubauen, kannst du zunächst in Rückenlage die Drückbewegung trainieren. Das Band legst du dafür um deine Schulterblätter, hältst je ein Ende des Bandes in einer Hand und streckst dann beide Arme gegen den Widerstand des Bandes nach oben aus. Von dort lässt du sie seitlich angewinkelt wieder ab. So trainierst du die Muskelgruppen, die du für den Liegestütz brauchst.

Ein Beispiel für die Erleichterung einer Übung durch das Band wäre der Klimmzug. Du musst für einen Klimmzug dein gesamtes Körpergewicht nach oben ziehen können. Aber wie eine Bewegung trainieren, für die du noch nicht die nötige Kraft hast? Ein Fitnessband zu einer Schlaufe geknotet ist hierfür ein tolles Hilfsmittel. Du fixierst das Band an deiner Klimmzugstange und steigst dann mit deinen Füßen oder mit den Knien hinein. Das Band fungiert wie ein »Katapult«, hebt je nach Stärke einen Teil deines Körpergewichts mit hoch und ermöglicht dir so, einen Klimmzug auszuführen.

Im Laufe der Zeit kannst du dann die Unterstützung verringern, indem du ein Band mit einem leichteren Widerstand nimmst, bis du freie Klimmzüge schaffst.

Umgekehrt kannst du dich mit Band auch mehr fordern, falls dir normale Liegestütze zu leichtfallen. Indem du ein Band um deine Schulterblätter legst und links und rechts so greifst, dass es in der tiefen Position der Liegestütz mit gebeugten Armen leicht auf Spannung ist, musst du in der Push-Bewegung nach oben zusätzlich gegen den Widerstand des Bandes arbeiten. Das ist eine deutliche Intensitätssteigerung, die den Trainingseffekt erhöht.

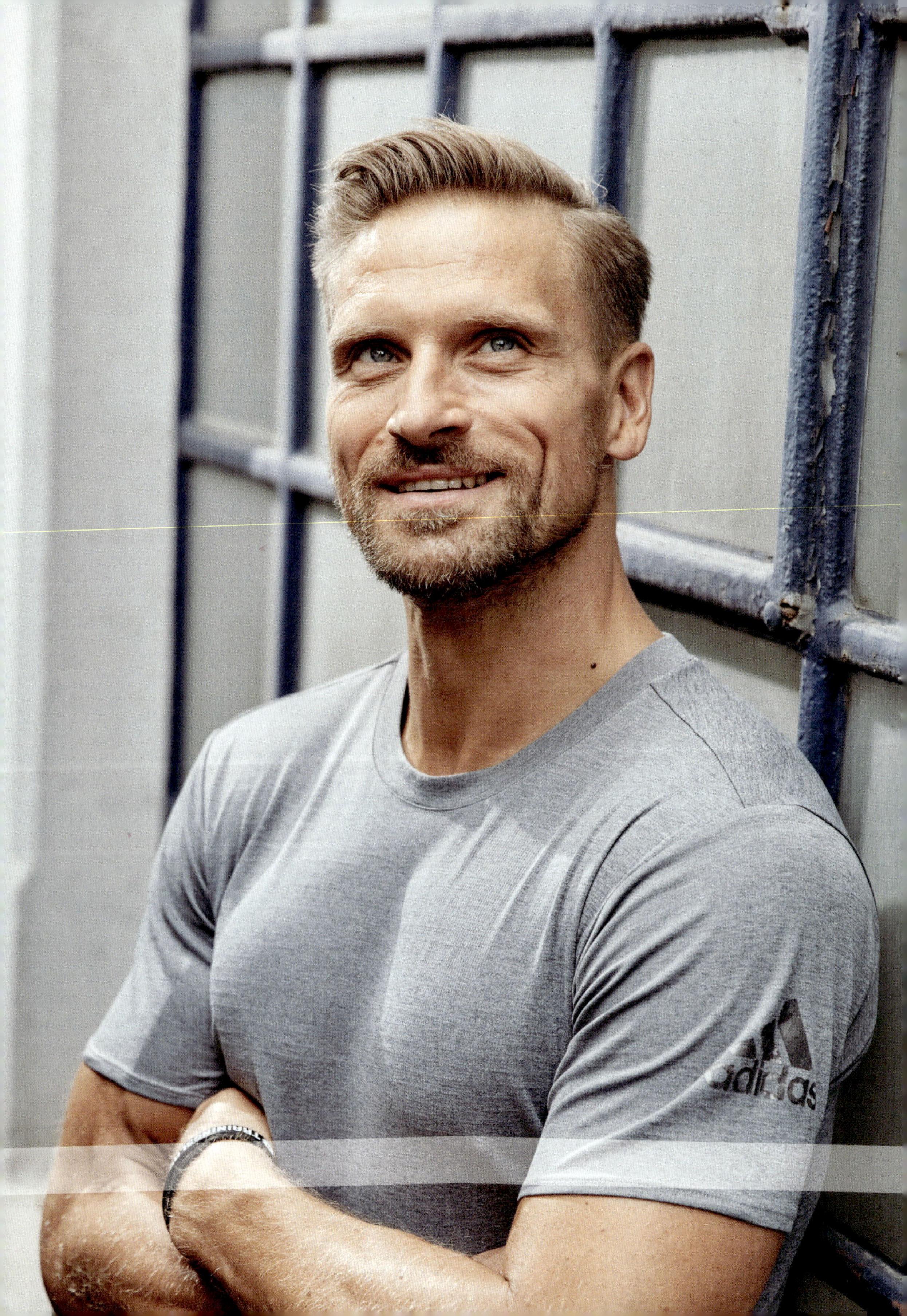
adidas

CRASHKURS
TRAININGS-
PLANUNG

DIE GROBE THEORIE DAHINTER: EINFÜHRUNG IN DIE TRAININGSLEHRE

In der Trainingslehre geht es – unabhängig von der Sportart – darum, grundlegende Prinzipien und Methoden zu vermitteln, die dir helfen, ein sportliches Training entsprechend deinem persönlichen Ziel zu planen und durchzuführen. Denn je nachdem, ob du deinen Fitnesszustand halten, deine Gesundheit verbessern oder deine Leistungsfähigkeit steigern möchtest, sieht der Weg zu diesem Ziel unterschiedlich aus.

DER TATSÄCHLICHE STARTPUNKT FÜR EINE PASSENDE TRAININGSPLANUNG

Mit dem Thema Zielsetzung beschäftigen wir uns ab Seite 27 ausführlicher, wenn es an deine persönliche Trainingsplanung geht. Genauso wichtig wie eine realistische und klare Zielsetzung, ist vor Beginn die ehrliche Analyse des eigenen Startpunktes.

Für eine Bestandsaufnahme habe ich dir einen kurzen Fitnesstest, bestehend aus drei Referenz-Übungen, zusammengestellt (siehe Seite 36–39). Diesen solltest du nicht nur vor der Erstellung deines Trainingsplans machen, um deinen Istzustand zu erfassen, sondern du kannst ihn auch im Verlauf deines Trainings immer mal wieder zur Fortschritts- und Erfolgskontrolle nutzen.

Wie häufig du trainieren solltest, ist von deinem aktuellen Fitnesszustand, deiner Regenerationsfähigkeit sowie der Intensität der einzelnen Trainingseinheiten abhängig. Um einen merklichen Effekt zu haben, solltest du unabhängig von Ziel und Ausgangslage mindestens zwei Einheiten pro Woche einplanen. Nach einiger Zeit kann es Sinn machen, auf drei Einheiten zu erhöhen, für bereits regelmäßig aktive Sportler vielleicht auch direkt damit zu starten. Nachdem du den Takt festgelegt hast, solltest du versuchen, die

Einheiten gleichmäßig über die Woche zu setzen, damit sich Erholungs- und Trainingstage abwechseln.

DIE IDEALE INTENSITÄT FÜR DEN INDIVIDUELLEN TRAININGSRHYTHMUS

Zwei Faktoren, die eine sehr wichtige Rolle für den Erfolg deines Trainings spielen, sind die Intensität und die Konstanz deines Trainings. Je regelmäßiger und intensiver du trainierst, desto schneller wirst du Fortschritte spüren und sehen. Aber bitte verwechsle Intensität nicht mit Übertreibung! Unter Intensität verstehe ich, dass du dich auf das Training konzentrierst und dich auf die jeweilige Übung fokussierst.

Das Ziel beim Training ist es, einen sogenannten trainingswirksamen Belastungsreiz zu setzen. Das bedeutet: Durch die einzelnen Übungen sollen Anpassungen im Körper ausgelöst werden – beispielsweise Muskelwachstum oder eine Verbesserung der Beweglichkeit. Abhängig von der Belastungsintensität werden folgende vier Reize unterschieden:

1. Unterschwellig schwacher Reiz – Training bleibt wirkungslos
2. Überschwellig schwacher Reiz – das aktuelle Niveau wird gehalten
3. Überschwellig starker Reiz – bewirkt eine Leistungssteigerung
4. Überschwellig zu starker Reiz – führt zu strukturellen und funktionellen Verletzungen

Je nachdem, was du erreichen möchtest, sollte die Intensität deines Trainings also bei Punkt 2 oder 3 liegen.

REGELMÄSSIGKEIT FÜR DIE BESTEN GESUNDHEITSEFFEKTE

Training im richtigen Maß und regelmäßig durchgeführt, hat positiven Einfluss auf deinen Körper und deine Gesundheit. Feste wöchentliche Trainingseinheiten stärken dein Herz-

Kreislauf-System. Die Knochendichte wird erhöht. Regelmäßiger Sport verbessert außerdem die Gehirnaktivität und fördert die Lern- und Merkfähigkeit, senkt das Krebsrisiko, schützt vor Diabetes und verringert das Risiko für Herzinfarkt und Schlaganfall. Und das ist nur ein Auszug aus der langen Liste der positiven Wirkungen von Sport. Zusätzlicher angenehmer Nebeneffekt: Du siehst hervorragend aus! Je regelmäßiger du trainierst, desto schneller wird dein Körper zudem in der Lage sein, sich zu regenerieren. Sicher hast du es schon am eigenen Körper gespürt, wie lange es dauert, sich nach einer monatelangen Trainingspause vom ersten Workout zu erholen. Erschreckend lange, oder? Trotz eines nicht so intensiven Workouts dauert es dann im Schnitt mehrere Tage, bis dein Muskelkater wieder verflogen ist.

DIE GEDULDIGE ERHOLUNG FÜR DEINEN OPTIMALEN TRAININGSFORTSCHRITT

Das bringt mich auch direkt zum nächsten Punkt: Die Erholungsphase ist genauso wichtig wie die Trainingsbelastung! Einige von euch haben sicher schon einmal den Spruch gehört: »Der Muskel wächst in der Erholungsphase.« Was dahintersteckt, ist die sogenannte Superkompensation, eine sehr spannende und praktische Anpassungsreaktion unseres Körpers. Dabei passiert Folgendes: Durch verschiedene Übungen setzen wir den Muskel beim Training einer Belastung aus, wir bringen ihn sozusagen aus dem Gleichgewicht und überfordern ihn. Das bedeutet: Durch die Trainingsbelastung mindern wir unmittelbar die Leistungsfähigkeit des Muskels. Wenn wir ihm aber danach Zeit geben, sich zu erholen, erlangt er nicht nur seine ursprüngliche Leistungsfähigkeit zurück, sondern baut quasi für die nächste Belastung vor, indem er noch eine Schippe drauflegt. Es kommt zur »Überanpassung«, eben der Superkompensation – zur Zunahme der Leistungsfähigkeit.

Dieser verbesserte Zustand ist allerdings leider nicht von Dauer. Wenn du zu lange bis zum nächsten Training wartest, geht deine Leistungsfähigkeit auf das Ausgangsniveau zurück. Deshalb solltest du auf dem Höhepunkt der Superkompensation wieder trainieren. Die Superkompensation setzt etwa nach ein bis zwei Tagen ein und dauert zwei bis drei Tage. Als grobe Daumenregel kann man also sagen, dass die Regeneration 48 bis 72 Stunden dauert, du die gleiche Muskelgruppe also alle drei Tage trainieren kannst, um gute Fortschritte zu erzielen. Aber auch hier gilt: Es handelt sich um einen Durchschnittswert. Der Zeitraum, den dein Körper tatsächlich zur Erholung braucht, kann auch länger oder kürzer ausfallen. Falls du beim Trainieren derselben Muskelgruppe große Leistungseinbußen feststellst, war die Pause nicht lang genug. Oder vielleicht auch dein Alltag rund um die Trainingseinheiten nicht optimal.

DIE RICHTIGE ERNÄHRUNG FÜR DEINEN MAXIMALEN TRAININGSERFOLG

Denn sowohl deine Ernährung als auch genügend Schlaf und eine Regelmäßigkeit des Trainings wirken sich in erheblichem Maß positiv auf deine Regenerationsfähigkeit und deinen Trainingserfolg aus.

Optimale Ernährung heißt ausgewogene Ernährung. Für die eingangs versprochene kurze Übersicht beschränke ich mich hier auf die absoluten Grundlagen. Wichtig ist, genügend Mineralstoffe, Vitamine und das für dich und deinen aktuellen Kalorienbedarf richtige Verhältnis der drei Makronährstoffe Eiweiße, Kohlenhydrate und Fette aufzunehmen. Um das sicherzustellen, solltest du möglichst viele frische und natürliche Lebensmittel essen. Am besten isst du täglich mehrere Portionen Gemüse in allen möglichen Varianten. Ansonsten kannst du dich an folgenden Empfehlungen orientieren:

Eiweiß

Die Menge an Eiweiß, die du maximal zu dir nehmen solltest, variiert zwischen 1,5 und 3 Gramm pro Kilogramm Körpergewicht. Bei Leuten, die einmal pro Woche oder auch gar nicht trainieren, reichen 1,5 Gramm pro Kilogramm Körpergewicht aus. Mit der Häufigkeit und Regelmäßigkeit deines

Trainings steigt auch dein Bedarf an Eiweiß. Du solltest darauf achten, dass du bei jeder Mahlzeit eine Eiweißquelle integrierst. Wobei ich damit aber nicht die Scheibe Salami auf dem Toastbrot meine. Als Eiweißquellen dienen tierische und pflanzliche Eiweiße, je nachdem, wie du dich gern ernährst. Tierische Eiweiße sind beispielsweise in Fisch, Fleisch oder Milchprodukten wie Quark enthalten. Pflanzliche Eiweiße findest du beispielsweise in Tofu oder in Hülsenfrüchten.

1 g Eiweiß liefert 4 kcal

Fett

Bei Fett beträgt die empfohlene Tagesmenge etwa 1 Gramm pro Kilogramm Körpergewicht. Dabei ist die Art der Fette entscheidend. Es gibt gesättigte Fette (z. B. in Butter, Fleisch oder Wurst), einfach ungesättigte Fette (z. B. in Nüssen oder Avocados) sowie mehrfach ungesättigte Fette (z. B. in Rapsöl, Chiasamen oder Lachs). Das Verhältnis zwischen gesättigten und ungesättigten Fetten sollte etwa 1 : 2 sein. Alle Fette haben ihre Aufgabenbereiche. Deswegen macht es auch Sinn, von allen Fetten etwas aufzunehmen. Allerdings solltest du tendenziell eher auf die ungesättigten Fette zurückgreifen. Sie können den Cholesterinspiegel senken und vor Rheumaerkrankungen schützen.

1 g Fett liefert 9 kcal

Kohlenhydrate

Die Menge an Kohlenhydrate variiert je nach Trainingsziel und Aktivitätslevel. Als grobe Referenz solltest du unter 100 Gramm pro Tag bleiben, wenn du Gewicht und Körperfett reduzieren möchtest, und kannst etwa 150 Gramm aufnehmen, wenn du dein Gewicht halten willst. Diese Werte entsprechen im Schnitt wiederum 1,5 bis 3 Gramm pro Kilogramm Körpergewicht. Die meisten Menschen essen tendenziell zu viele Kohlenhydrate: Zum Frühstück gibt es Toast, zum Mittag Pasta und abends gibt es Brot. Dein Körper nimmt sich die Energie immer erst zum größeren Teil aus dem Kohlenhydratspeicher. Erst wenn dieser Speicher aufgebraucht ist, geht es richtig an die Fettverbrennung. Je mehr Kohlenhydrate da sind, desto mehr und länger muss man sich bewegen, um alle Kohlenhydrate zu verbrauchen, damit endlich Fett abgebaut werden kann. Eigentlich sehr logisch. Leider wird beim Verbrennen von Energie auch Muskeleiweiß als Energiespender herangezogen. Idealerweise nimmst du vorwiegend langkettige Kohlenhydrate zu dir; das sind beispielsweise Vollkornbrot, Haferflocken, Vollkornnudeln. Versuche, auf Haushaltszucker, Backwaren und Süßigkeiten zu verzichten.

1 g Kohlenhydrate liefert 4 kcal

DER EIGENE TAGESBEDARF FÜR DAS GEWÜNSCHTE KÖRPERGEWICHT

Deinen täglichen Kalorienbedarf kannst du dir mit einer einfachen Formel ausrechnen. Er ist davon abhängig, wie viel Energie du tatsächlich verbrauchst, und setzt sich aus dem sogenannten Grundumsatz und deinem Leistungsumsatz zusammen. Der Grundumsatz ist die Menge an Kalorien, die dein Körper benötigt, um dich am Leben zu halten. Der Leistungsumsatz sind die Kalorien, die beispielsweise durch Aktivitäten wie Sport, Gartenarbeit oder Wärmeregulierung des Körpers verbraucht werden. Die Formel zur Berechnung des Grundumsatzes (kcal/24 h) lautet für Frauen:

655,1 + (9,6*Körpergewicht in kg) +
(1,8*Körpergröße in cm) –
(4,7*Alter in Jahre)

Für eine Frau mit 60 Kilogramm und einer Körpergröße von 1,68 Metern im Alter von 35 Jahren ergibt das beispielsweise einen täglichen Grundumsatz von 1 369 Kilokalorien = 655,1 + (9,6*60) + (1,8*168) – (4,7*35).

Für Männer lautet die Formel:

66,47 + (13,7*Körpergewicht in kg) +
(5*Körpergröße in cm) –
(6,8*Alter in Jahre)

Ein Mann mit 80 Kilogramm, 1,80 Meter groß und 35 Jahre alt, hat im Vergleich dazu einen täglichen Grundumsatz von 1 824,47 Kilokalorien = 66,47 + (13,7*80) + (5*180) – (6,8*35).

Zur Ermittlung des Leistungsumsatzes gibt es die sogenannten PAL-Werte. Sie geben das »Physical Activity Level«, also das körperliche Aktivitätsniveau, bei unterschiedlichen Tätigkeiten an:

PAL - WERT	AKTIVITÄTSNIVEAU
0,95	Schlafen
1,2	Ausschließlich sitzende und liegende Tätigkeit
1,4–1,5	Ausschließlich sitzende Tätigkeit mit wenig oder keiner ansteigenden Freizeitaktivität, z. B. Büroangestellte(r)
1,6–1,7	Sitzende Tätigkeit mit zeitweise zusätzlichen Energieaufwand (gehend oder stehende Tätigkeit), z. B. Fließbandarbeiter, Supermarktangestellte(r)
1,8–1,9	Überwiegend stehende und gehende Tätigkeit, z. B. Kellner, Pflegepersonal
2,0–2,4	Körperlich anstrengende berufliche Arbeit, z. B. Bauarbeiter, Leistungssportler

Um einen groben Richtwert für deinen Leistungsumsatz zu erhalten, nimmst du dir die PAL-Werte aller Aktivitäten deines Alltags und errechnest daraus den Mittelwert.

Als Beispiel: Du arbeitest ausschließlich sitzend (PAL 1,2), in deiner Freizeit machst du den Haushalt und gehst gern spazieren (PAL 1,7). Ansonsten treibst du zweimal pro Woche Sport (PAL 1,7 + 0,2 = 1,9) – pro Sporteinheit nimmst du 0,1 dazu – und hoffentlich schläfst du auch regelmäßig einige Stunden (PAL 0,95).

Das ergibt einen Mittelwert von:
(1,2 + 1,7 + 1,9 + 0,95) / 4 = 1,4375

Mit dieser Zahl multiplizierst du anschließend deinen errechneten Grundumsatz. Das Ergebnis entspricht deinem durchschnittlichen Gesamtkalorienbedarf pro Tag.

Unsere Beispiel-Frau hätte mit diesem Tagesablauf entsprechend einen Gesamtkalorienbedarf von rund 1 968 Kilokalorien (= 1 369 kcal * 1,4375); unser Beispiel-Mann würde bei einem ähnlichen Alltag täglich rund 2 623 Kilokalorien umsetzen.

Wichtig zu wissen: Diese errechneten Gesamtkalorienmengen pro Tag sind zum einen Durchschnittswerte, zum anderen gültig, wenn du dein Gewicht halten möchtest bzw. dein Aktivitätslevel gleich bleibt.

Wenn dein Ziel ist, Gewicht zu reduzieren, musst du unterm Strich ein Energiedefizit erreichen, sprich weniger Kalorien aufnehmen, als du tatsächlich an Energie verbrauchst. Achte dabei aber unbedingt darauf, dass dieses Defizit nicht zu groß ist. 200 bis 300 Kilokalorien sind eine gute, gesunde Größenordnung. Wenn das Defizit zu groß ist, ist das meist kontraproduktiv, weil dein Körper irgendwann nach Energie und Kalorien schreit und du sehr wahrscheinlich nicht lange durchhältst. Besser ist es, die Gesamtkalorienmenge gegenüber dem Bedarf moderat zu reduzieren und sie je nach Gewichtsverlust anzupassen.

Wenn du Muskeln aufbauen und zunehmen möchtest, musst du dieser Logik entsprechend einen Energieüberschuss erzeugen. Auch hier ist eine Größenordnung von 200 bis 300 Kilokalorien eine empfehlenswerte Menge. Um diese ergänzt du in diesem Fall deinen errechneten täglichen Gesamtbedarf und nimmst sie zusätzlich zu dir.

DER RICHTIGE SCHLAF FÜR DEINE IDEALE REGENERATION

Genügend Schlaf hilft dir bei der Regeneration. Vor allem die Tiefschlafphasen sind dabei sehr wichtig. Hier erholt sich der Körper am besten. Wie viele Stunden Schlaf ein Mensch wirklich braucht, ist individuell. Im Schnitt solltest du aber versuchen, acht Stunden Schlaf zu bekommen. Wissenschaftler haben bei Untersuchungen herausgefunden, dass körperliches Training nach 20 Uhr einen negativen Einfluss auf deinen Schlaf haben kann. Der Grund ist die Ausschüttung der Hormone Cortisol und Adrenalin, die aktivierend und leistungssteigernd wirken. Gleichzeitig wird die Ausschüttung von Melatonin gestört, das ein wichtiges Schlafhormon ist. Um deinen Schlaf positiv zu gestalten, solltest du außerdem darauf achten, dass dein Schlafzimmer abgedunkelt sowie gut belüftet ist und du idealerweise ab etwa fünf Stunden vor dem Schlafengehen keine koffeinhaltigen Produkte mehr konsumierst. Auch der Verzicht auf blaues Licht, das durch viele Laptops, Handys oder Fernseher abgestrahlt wird, wirkt sich nachweislich positiv auf deinen Schlaf aus. Zur Entspannung vor dem Schlafengehen ist Lesen oder ruhige Musik zu hören die bessere Wahl. Wissenschaftliche Untersuchungen haben zudem ergeben, dass man versuchen sollte, spätestens zwischen 22 und 23 Uhr zu Bett zu gehen, um die optimale Regeneration zu erreichen.

UMSETZUNG IN DIE EIGENE TRAININGSPLANUNG

Jetzt, da du weißt, wie sich eine Trainingseinheit auf den Körper auswirkt und wie du die Rahmenbedingungen gestalten kannst, geht es an die Planung deines eigenen Trainings.

TRAININGSTAGEBUCH

Meine Empfehlung gleich zu Beginn: Lege dir dafür ein Trainingstagebuch an – egal ob digital oder als tatsächliches Heft oder Buch. Schreibe dir darin als Erstes deine Ziele und Zwischenziele auf (siehe dazu Seite 28). So hast du sie immer im Blick und kannst sie bei als Vereinbarung mit dir selbst zur Motivation heranziehen.

Nutze das Tagebuch, um darin deine Pläne zu erstellen und festzuhalten (siehe dazu Seite 28). Trage dir deine

Trainingstage zusätzlich als fortlaufende Serientermine in deinen Kalender ein. So werden die Sporteinheiten schneller Routine. Falls sich dein Wochenrhythmus, beispielsweise aus beruflichen Gründen, häufig ändert, setze dir eine Erinnerung für das Wochenende – mache z. B. den Sonntag zu deinem Planungstag – und plane deine Einheiten individuell für die jeweils darauffolgende Woche. Mach dir keinen unnötigen Druck, wenn du dein Training einmal nicht exakt nach Plan umsetzen kannst. Davon geht die Welt nicht unter! Passe einfach den Plan deinen Terminen an. Erstelle dafür am besten von Anfang an einen alternativen Trainingsplan, der dir ermöglicht, auch an zwei aufeinanderfolgenden Tagen zu trainieren (siehe Split-Plan auf Seite 30).

In deinem Tagebuch dokumentierst du bestenfalls auch jede Trainingseinheit. Das hat den Vorteil, dass du nachschlagen kannst, welche Übungen und wie viele Wiederholungen du im letzten Training gemacht hast. Besonders als Einsteiger hilft dir das, ein Gefühl für die richtige Intensität des Trainings zu entwickeln und Fortschritte zu erzielen. Versuche, bei jeder Übung das Beste aus dir rauszuholen. Orientiere dich dabei nur an dir selbst und deinen Leistungen der vorausgegangenen Trainings. Ziel ist es, in der aktuellen Einheit mindestens die gleiche Leistung abzurufen; im besten Fall gelingt es dir, dich ein wenig zu steigern. Welche Möglichkeiten du dafür hast, findest du auf Seite 30.

DIE PERSÖNLICHE MOTIVATION FORMULIEREN, REALISTISCHE ZIELE SETZEN

Am wichtigsten bei der Planung ist, dass du fordernde Ziele festlegst, aber realistisch bleibst. Viele von uns haben sicher schon erlebt, wie es Anfang des Jahres in Fitnessstudios aussieht – sie platzen aus allen Nähten. Alle haben sich gute Vorsätze für das neue Jahr gesetzt. Bei den meisten Menschen ist »fitter werden« und »gesünder leben« ganz weit oben auf der Wunschliste. Also geht es ab ins Fitnessstudio, und das am besten jeden Tag. Es wird trainiert, geschwitzt und geackert – es wird alles aus dem Körper herausgeholt. Nach ein paar Wochen lichten sich die Reihen in den Studios aber schon wieder. Die Begründungen für das frühe Ende der eben erst gestarteten Sportlerkarriere ähneln sich meist: »Ich habe die Motivation verloren«, »Ich habe Schmerzen im Knie bekommen« oder »Ich haben jetzt so viel trainiert, aber es hat sich noch fast nichts an meinem Körper verändert«. Und nach zwei bis drei Monaten hat ein Großteil alle guten Vorsätze wieder ad acta gelegt. Woran liegt das? Die Antwort ist einfach: Sie wollten zu schnell zu viel. Und damit kommen wir zur richtigen Trainingsplanung. Diese beginnt mit der Überlegung, warum du überhaupt trainieren möchtest, und der klaren Beantwortung der folgenden Fragen:

- Was ist dein Ziel?
- Wie viel Zeit kannst du für das Training pro Woche einrichten?
- Welche Zwischenziele willst du bis wann erreichen?

Trainingsziele könnten beispielsweise Gewichtsreduktion, Fettreduktion, Body-Shaping oder Muskelaufbau sein –vielleicht aber auch Verletzungsprävention oder die Verbesserung deiner generellen Fitness. Ein Zwischenziel kann beispielsweise sein, nach x Wochen zehn Liegestütze zu schaffen oder pro Monat ein oder zwei Kilogramm abzunehmen. Bitte bleib in jedem Fall realistisch. Nichts ist demotivierender, als die gesteckten Ziele nicht zu erreichen. Überlege dir, wie deine Ausgangssituation ist:

- Wie würdest du deinen aktuellen Fitnesszustand einschätzen?
- Wie häufig hast du in den letzten Monaten trainiert?
- Wie lange ist das letzte regelmäßige Training her?

DEIN WORKOUT ZUSAMMENSTELLEN, ANPASSEN UND VARIIEREN

Die erste Entscheidung vor der Erstellung deines Trainingsplans lautet: Ganzkörper-Workout oder Split-Plan? Grundsätzlich gilt: Wenn du Anfänger bist, bist du im Normalfall mit sechs bis sieben Verbundübungen, also

Übungen, bei denen du viele Muskelgruppen belastest und mehrere Gelenke involviert sind, gut beraten. Beispiele sind:

- Kniebeuge (siehe »Squats« Seite 50)
- Bankdrücken (siehe »Chest Press« Seite 58)
- Rudern (siehe »Row« Seite 80)
- Klimmzüge (siehe »Pull-ups« Seite 82)
- Schulterdrücken (siehe »Shoulder Press «Seite 84)

Diese Übungen sind sehr effektiv, da bei jeder viele Muskeln mitarbeiten müssen und dein Herz-Kreislauf-System ordentlich in Schwung kommt. Dadurch verbrennst du viele Kalorien und trainierst den ganzen Körper. Und keine Sorge, auch kleinere Muskelgruppen werden mit beansprucht. Immer, wenn du ein Gewicht zu dir heranziehst, arbeitet der Bizeps als Armbeuger mit, immer, wenn du etwas von dir wegdrückst, ist auch der Trizeps als Armstrecker beteiligt. Ein Basis-Ganzkörper-Workout sieht dann so aus:

ÜBUNGSART	6–7 VERBUNDÜBUNGEN
Muskelgruppen:	2 Rücken-, 2 Bein-, 2 Brustübungen sowie optional 1 Schulterübung
Bandstärke/Widerstand (= Trainingsgewicht):	Wähle die Bandstärke bei jeder Übung so, dass du bei voller Konzentration und Anstrengung 15 saubere Wiederholungen schaffst.
Pause:	30 Sekunden nach jeder Übung
Durchgänge/Sätze:	1
Einheiten/Woche:	2–3

Durch regelmäßiges Training gewöhnt sich dein Körper nach einigen Wochen an die Belastung. Sobald du bemerkst, dass dir die 15 Wiederholungen sehr leichtfallen oder du sogar mehr schaffst, musst du dich steigern, um weiterhin einen Muskelreiz und damit Trainingsfortschritte zu erzielen.

AUSBAUMÖGLICHKEITEN	
Steigerungsstufe 1:	Wiederhole das gesamte Workout, also alle 6–7 Übungen, nach einem Durchgang erneut, d. h.: mache 2 Sätze; Satzpause: 45 Sekunden
Steigerungsstufe 2:	Mache 3 Sätze; Satzpause: 30 Sekunden
Steigerungsstufe 3:	Erhöhe die Anzahl der Übungen je Muskelgruppe, also 3 Rücken-, 3 Bein-, 3 Brustübungen und ggf. 2 Schulterübungen
Steigerungsstufe 4:	Wähle ein Band mit stärkerem Widerstand oder/und wähle eine schwerere Variante derselben Übung
Steigerungsstufe 5:	Verkürze die Pausen zwischen den einzelnen Übungen und Sätzen auf 20 Sekunden bzw. 45 Sekunden

Nach einigen Monaten regelmäßigen Trainings kannst du darüber nachdenken, ob du deinen Trainingsplan splitten willst. Das heißt, an unterschiedlichen Tagen trainierst du unterschiedliche Muskelgruppen.

AUFTEILUNGSMÖGLICHKEITEN	
Beispiel 1	Einheit 1: Brust/Rücken/Core Einheit 2: Beine/Schulter/Bizeps/Trizeps
Beispiel 2	Einheit 1: Rücken/Schulter/Bizeps Einheit 2: Beine/Brust/Trizeps

Mit einem Split-Plan kannst du die Belastung auf einzelne Muskelgruppen nochmals erhöhen. Außerdem ist es möglich, öfter pro Woche zu trainieren, da sich die Muskelgruppen, die in Einheit 1 belastet werden, während Einheit 2 weiter regenerieren können. So »sparst« du dir einen Pausentag und kannst an drei bis fünf Tagen pro Woche aktiv sein. Je Einheit und Muskelgruppe suchst du dir drei bis vier Übungen aus und absolvierst drei bis vier Sätze. Bei den kleineren Muskelgruppen, also Bizeps und Trizeps, sind zwei Übungen mit drei Sätzen genug. Solltest du deine Armbeuger bzw. -strecker durch Rücken- bzw. Brusttraining vorab schon mit belastet haben, reicht auch eine Übung mit drei bis vier Sätzen.

DIE DREI PHASEN JEDER GESUNDEN TRAININGSEINHEIT

Wenn ich von einer Trainingseinheit spreche, meine ich immer: Warm-up, Workout und Cool-down. Beim Warm-up geht es darum, dass du deinen Körper auf das Workout vorbereitest. Ziel ist, deinen Körper auf Betriebstemperatur zu bringen, dein Herz-Kreislauf-System hochzufahren und durch eine erhöhte Atemfrequenz die Muskulatur besser mit Sauerstoff zu versorgen. Zudem sollte die Produktion der Gelenkflüssigkeit angeregt werden, um die Knorpel mit mehr Wasser zu versorgen und dadurch ihre stoßdämpfende Wirkung zu erhöhen. Um das zu erreichen, kombinierst du eine Cardio-Übung, wie Seilspringen, Fahrradfahren oder Hampelmänner mit drei bis vier Mobilisationsübungen (siehe Seite 44–47).

Das Workout sollte auf deine übergeordneten Trainingsziele abgestimmt sein und deinem Leistungsstand entsprechen. Wichtig ist, dass du dir vorher im Klaren darüber bist, was du genau machen willst und mit welcher Belastung. Ein Trainingstagebuch ist hier ein sehr empfehlenswertes Tool (siehe Seite 26).

Beim abschließenden Cool-down geht es darum, deine Herz-Kreislauf-Aktivität wieder herunterzufahren sowie Muskeln und Kopf zu entspannen. Wenn dein Workout sehr anstrengend war, solltest du einige Minuten gemütlich auslaufen, bis sich Herzschlag und Atmung normalisiert haben, und die beanspruchten Muskelpartien anschließend lockern. Dafür greifst du am besten nochmals auf Mobilisationsübungen zurück. Ausführliche Dehnübungen machst du idealerweise an einem trainingsfreien Tag. Denn bei einem intensiven Training entstehen Mikrorisse in den Muskelfasern – sie lösen den Prozess im Körper aus, der am Ende zu Muskelwachstum führt. Zu exzessives Stretchen direkt nach der Trainingsbelastung kann bewirken, dass sich deine Regenerationszeit verlängert, weil du diese Risse verstärkst.

60 MINUTEN TRAINING – 100 PROZENT KONZENTRATION

Dein Training sollte, inklusive Warm-up und Cool-down, auf keinen Fall länger als 60 Minuten dauern. Das macht aus mehreren Gründen Sinn: Erstens lässt deine Konzentrationsfähigkeit im Laufe des Trainings nach. Und je weniger du bei der Sache bist, desto geringer wird der Trainingseffekt und desto höher das Verletzungsrisiko.

Ein weiteres Argument für ein kurz gehaltenes Workout ist die Ausschüttung des Stresshormons Cortisol. Nach etwa 45 Minuten Training steigt das Level im Vergleich zur normalen Kurve im Tagesverlauf deutlich an. Mit kompakten Sporteinheiten verhinderst du also unnötige Stressbelastungen. Nicht zuletzt fordern sehr lange Workouts deinen Körper mehr, was zu einer Schwächung deines Immunsystem führen kann. Du bist dann anfälliger für Erkältungen und andere Viruserkrankungen.

TRAININGSBELASTUNG STEUERN, FORTSCHRITTE KONTROLLIEREN

Aber nicht nur die Dauer, sondern auch die Qualität der Belastung ist für deinen Trainingserfolg entscheidend. Diese kannst du über verschiedene Stellschrauben steuern: An erster Stelle über die Übungsauswahl; im Praxisteil dieses Buches habe ich dir zur einfachen Orientierung alle Übungen mit leicht (+), mittel (++) oder schwer (+++) gekennzeichnet. Bei vielen Übungen bieten dir Variationen die Möglichkeit, dich zu steigern oder leicht veränderte Reize zu setzen. Die Wahl der Bandstärke ist eine weitere Möglichkeit, die Trainingsbelastung zu steigern. Achte hier darauf, dass du den Widerstand in kleinstmöglichen Schritten erhöhst.

Neben der Wiederholungszahl und der Pausenlänge hängt die Belastung auch noch vom Bewegungstempo ab. Nur, wenn du jede Wiederholung bei jeder Übung und in jeder Trainingseinheit gleich schnell ausführst, kannst du deine Leistung tatsächlich vergleichen und ehrliche Fortschritte feststellen. Wenn du beispielsweise eine Kniebeuge machst (siehe »Squats« auf Seite 50), dann zählst du beim Runtergehen langsam »21, 22, 23« und kommst schnell wieder in die Ausgangsposition zurück nach oben. Diese einfache Zähl-Methode hat den Vorteil, dass du die aktive Bewegung jeder Übung kontrolliert ausführst. Das vermindert das Verletzungsrisiko. Außerdem zeigt bei dieser Ausführung ein Anstieg der Wiederholungen einen tatsächlichen Leistungsanstieg. Schnelle, geschummelte Wiederholungen werden ausgeschlossen.

Da jeder Muskel nach der Beanspruchung erschöpft ist, musst du von Satz zu Satz eine Anpassung der Belastung vornehmen. Das Ziel ist die Ausbelastung des Muskels. Um dieses zu erreichen, brauchst du eine Konstante: Entweder arbeitest du immer mit der gleichen Wiederholungszahl und reduzierst den Widerstand nach jedem Satz. Oder du behältst den Widerstand bei und reduzierst dafür die Wiederholungszahl von Satz zu Satz.

WICHTIG: AUF DEN EIGENEN KÖRPER HÖREN

Unabhängig von allen Zahlen und Werten ist dein eigenes Körpergefühl eine wichtige Größe für die Trainingssteuerung und deinen persönlichen Erfolg. Deshalb: Nimm die Signale und Grenzen deines Körpers ernst.

KORREKTE AUSFÜHRUNG FÜR MINIMALE GELENKBELASTUNG

Achte bei allen Übungen auf eine korrekte Ausführung. An erster Stelle steht immer die saubere und korrekte Wiederholung, erst an zweiter das Gewicht. Wähle im Zweifel lieber einen geringeren Widerstand. Dadurch kannst du dich besser auf den Zielmuskel fokussieren und nutzt keine anderen Muskelgruppen, die bei der Übung eigentlich gar nicht mitarbeiten sollen. Damit vermeidest du ineffiziente, falsche oder übermäßige Belastungen.

Egal ob beim Hanteltraining oder während des Trainings mit Fitnessbändern: Wichtig ist, dass Richtungswechsel nicht zu ruckartig erfolgen. Jede Übung lässt sich in zwei grundsätzliche Bewegungen unterteilen: eine konzentrische Bewegung gegen die Schwerkraft, also prinzipiell weg vom Boden, und eine exzentrische Bewegung, bei der du mit der Schwerkraft absenkst und die Bewegung kontrollierst. Vor allem der Richtungswechsel von exzentrisch zu konzentrisch sollte kontrolliert passieren. Im Fall der Kniebeuge ist der kritische Wechselpunkt dort, wo du am Ende des Absenkens in die Hocke wieder nach oben kommst. Um die Belastung in den Gelenken möglichst gering zu halten, ist an der Stelle wichtig, dass du dich langsam und kontrolliert bewegst und nicht in eine federnde Pendelbewegung kommst.

WIEDERHOLUNGSZAHL UND GEWICHTE MODERAT STEIGERN

Prinzipiell eine Belastung auf die Gelenke zu vermeiden, ist bei keiner Sportart möglich. Deshalb ist es umso wichtiger, die Trainingsintensität langsam und gleichmäßig zu steigern. Dadurch erfolgt ein gleichmäßiger Muskel- und Kraftzuwachs und auch der Sehnen- und Bandapparat kann sich mit anpassen. Hier ist es besonders wichtig, dass du auf deinen Körper hörst. Erst wenn dich die angegebene Wiederholungszahl in deinem Trainingsplan nicht mehr fordert und du sie etwas übertreffen kannst, solltest du das Gewicht steigern. Bei Fitnessbändern reicht es manchmal schon aus, wenn du das Band länger ziehst bzw. etwas kürzer nimmst. Aus meiner täglichen Arbeit kann ich für eine präzisere Belastungssteuerung Fitnessbänder mit Schlaufen empfehlen. Diese haben wir auch für die Demonstration der Übungen im Praxisteil verwendet. Die Alternative bei einfachen Thera-Bändern sind Behelfsmarkierungen, etwas umständlicher, aber genauso zweckmäßig.

WIE VERHÄLTST DU DICH BEI MUSKELKATER?

Wenn du Muskelkater hast, heißt das, dass dein Körper noch mit der Reparatur der verletzten Muskelfasern beschäftigt ist. Ein leichter Muskelkater ist dabei völlig in Ordnung und sogar erwünscht. Sollte dein Muskelkater allerdings so stark sein, dass du dich tagelang kaum bewegen kannst, solltest du die Belastung im nächsten Training am besten leicht reduzieren, auf keinen Fall erhöhen. Als Anfänger oder Wiedereinsteiger kann es sein, dass dein Körper drei bis fünf Tage benötigt, um sich vollständig zu regenerieren. Gib deinem Körper diese Zeit, bevor du das nächste Training startest. Andernfalls läufst du Gefahr, dich zu verletzen.

Um die Regeneration zu unterstützen kannst du leichte Ausdauereinheiten von 15 bis 20 Minuten in deinen Plan einbauen. Radfahren oder lockere Läufe und Spaziergänge helfen sehr gut.

KRANKHEITEN UND VERLETZUNGEN ERNST NEHMEN

Wenn du dich krank fühlst oder eine Verletzung hast, dann setze das Training aus. Natürlich ist das keine Aufforderung, das erste Niesen als Ausrede zu nutzen und fünf Wochen Trainingspause einzulegen Aber verzichte, wenn du dir unsicher bist, lieber ein- oder zweimal auf ein Training, als durch zu viel Ehrgeiz eine Verletzung zu verschlimmern oder aus einem Schnupfen eine ausgewachsene Erkältung zu machen.

FITNESSTEST

Um deinen Istzustand und deine Fortschritte besser einschätzten zu können, findest du nachfolgend einen Test. Er besteht aus drei einfachen Übungen, die du überall machen kannst. Du brauchst dafür nur eine Stoppuhr, eine Erhöhung, auf der du deine Beine ablegen kannst, wie z. B. einen Hocker oder ein Sofa, und einen Stab – im Zweifel kannst du auch einen Besenstil oder einen Meterstab benutzen.

Mache den Test am besten einmal, bevor du mit deiner ersten Trainingseinheit startest, und notiere dir deine Ausgangswerte. Dann wiederholst du den Test regelmäßig alle zwölf Wochen. Anhand der Ergebnisse kannst du nachvollziehen, wie du dich in welchen Aspekten gesteigert hast.

Mit den Liegestützen (Push-ups) überprüfst du vor allem deine Kraft in der Brust- und Schultermuskulatur sowie die Power deines Trizeps. Außerdem sprechen viele saubere Wiederholungen bei dieser Übung dafür, dass du eine stabile Körpermitte hast. Denn auch Rücken-, Gesäß- und Bauchmuskeln müssen dafür mitarbeiten.

Die Wandhocke (Wall-Sit) ist eine Halteübung, die vor allem deine Bein- und Gesäßmuskulatur fordert und zeigt, wie es hier um deine Kraft und Ausdauer steht.

Bei den klassischen Rumpfbeugen (Sit-ups) steht deine Bauchmuskulatur im Fokus und auf dem Prüfstand. Damit der Hüftbeuger nicht zu viel mitarbeitet und den Test verfälscht, habe ich die Ausführung mit hochgelagerten Beinen gewählt. Diese Haltung schont zudem deinen Rücken.

Bitte nimm dir vor den Test-Übungen die Zeit und mache ein kleines Warmup. Das schützt nicht nur vor Verletzungen, sondern sorgt auch dafür, dass du bessere Werte erreichst, weil deine Muskulatur besser arbeiten kann.

1. PUSH-UPS

a) Einsteiger-Variante auf Knien

Ausgangsposition:

Aus dem Vierfüßlerstand mit den Händen so weit nach vorne wandern, bis Oberschenkel und Oberkörper gestreckt sind und eine Linie bilden. Unterschenkel und Füße sind locker aufgestellt oder in der Luft überkreuzt. Der Kopf bleibt in Verlängerung der Wirbelsäule. Die Hände sind etwas breiter als schulterbreit auf Höhe der Schultern aufgestellt. Die Schulterblätter zusammenziehen und -halten. Gesäß- und Bauchmuskeln aktivieren.

Ausführung:

Aus dieser Position die Ellenbogen langsam beugen und den Brustkorb absenken, bis er den Boden berührt. Aus der Kraft der Arme wieder in die Ausgangsstellung nach oben drücken.

b) Standardvariante aus der Plank

Ausgangsposition:

Eine Plank-Position einnehmen: Die Hände etwas breiter als schulterbreit auf Höhe der Schultern aufstellen. Der gesamte Körper ist gestreckt und bildet vom Scheitel bis zu den Fersen eine gerade Linie. Gesäß- und Bauchmuskeln sind angespannt. Die Schulterblätter sind nach hinten unten gezogen.

Ausführung:

In dieser Haltung die Ellenbogen langsam beugen und den gestreckten Körper so weit absenken, bis der Brustkorb den Boden berührt. Aus der Kraft der Arme wieder in die Ausgangsstellung nach oben drücken.

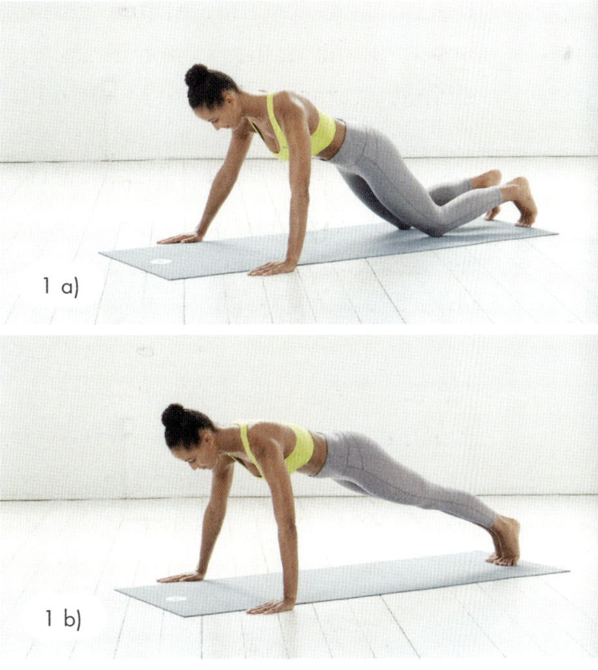

1 a)

1 b)

Wichtig bei a) und b):
Die Körperstreckung während der gesamten Übung beibehalten. Nicht ins Hohlkreuz fallen oder in der Hüfte abknicken und das Gesäß nach oben schieben. Die Arme nicht überstrecken.

Test-Aufgabe:
Mache – je nach Fitnesslevel von Variante a) oder b) – so viele saubere Wiederholungen, wie du in 60 Sekunden schaffst.

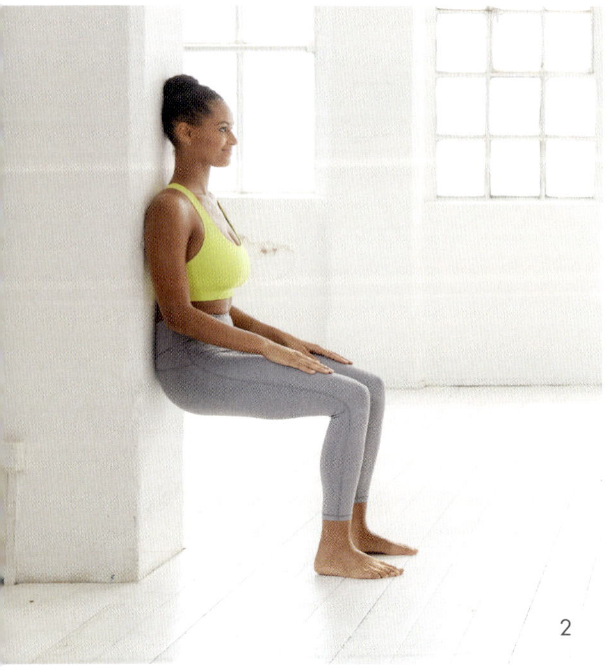
2

2. WALL-SIT

Ausgangsposition:
Mit dem Rücken an eine flache Wand lehnen. Einen hüftbreiten Stand einnehmen.

Die Arme hängen locker seitlich nach unten. Langsam an der Wand nach unten rutschen lassen, bis zwischen Oberschenkel und Unterschenkel sowie zwischen Oberkörper und Oberschenkel jeweils ein 90-Grad-Winkel entstanden ist.

Ausführung:
In dieser Haltung auf dem unsichtbaren Hocker ruhig »sitzen« bleiben. Schultern und Rücken aktiv gegen die Wand drücken. Bauch leicht anspannen. Gleichmäßig atmen.

Wichtig:
Auf einen stabilen Stand achten. Beide Fußsohlen durchgehend in den Boden drücken.

Test-Aufgabe:
Stoppe die Zeit, wie lange du diese Position halten kannst.

3. SIT-UPS

Ausgangsposition:
Auf den Rücken legen. Die Unterschenkel liegen auf einem Hocker (o. Ä.), sodass zwischen Oberschenkel und Unterschenkel sowie zwischen Oberkörper und Oberschenkel jeweils ein 90-Grad-Winkel entsteht. Der Stab liegt nahe am Gesäß unterhalb der Unterschenkel auf dem Boden.

Die Arme liegen links und rechts vom Körper, die Hände umgreifen den Stab. Der Bauch ist angespannt. Aus dieser Position aus der Kraft der Bauchmuskulatur einmal so weit wie möglich aufrollen. Die gestreckten Arme mit dem Stab ziehen vom Gesäß weg.

Den Stab am Ende der Aufrichte-Bewegung auf dem Boden ablegen. Der Stab bleibt dort liegen und dient als Zielmarkierung. Den Oberkörper wieder kontrolliert abrollen und auf dem Boden ablegen.

Ausführung:
Die Auf- und Abrollbewegung im Wechsel wiederholen. Bei jedem Mal mit den Fingerspitzen beider Hände den Stab kurz antippen.

Wichtig:
Den Kopf während der gesamten Übung locker in Verlängerung der Wirbelsäule halten.

Test-Aufgabe:
Mache so viele saubere Wiederholungen, wie du in 60 Sekunden schaffst.

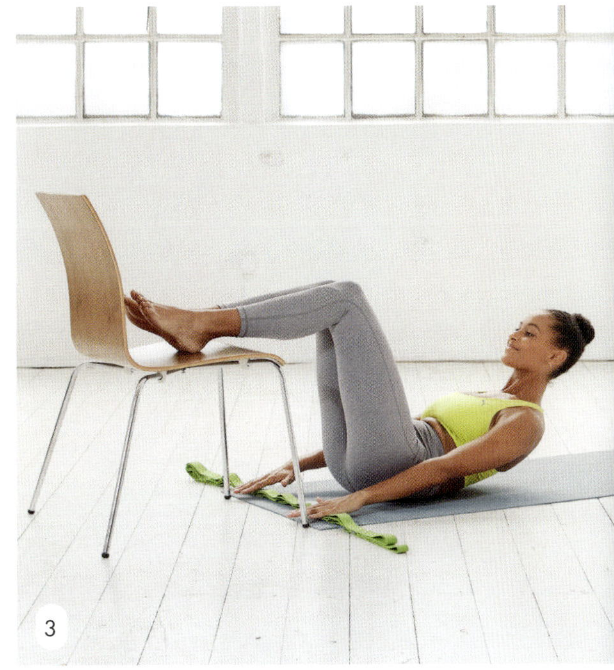
3

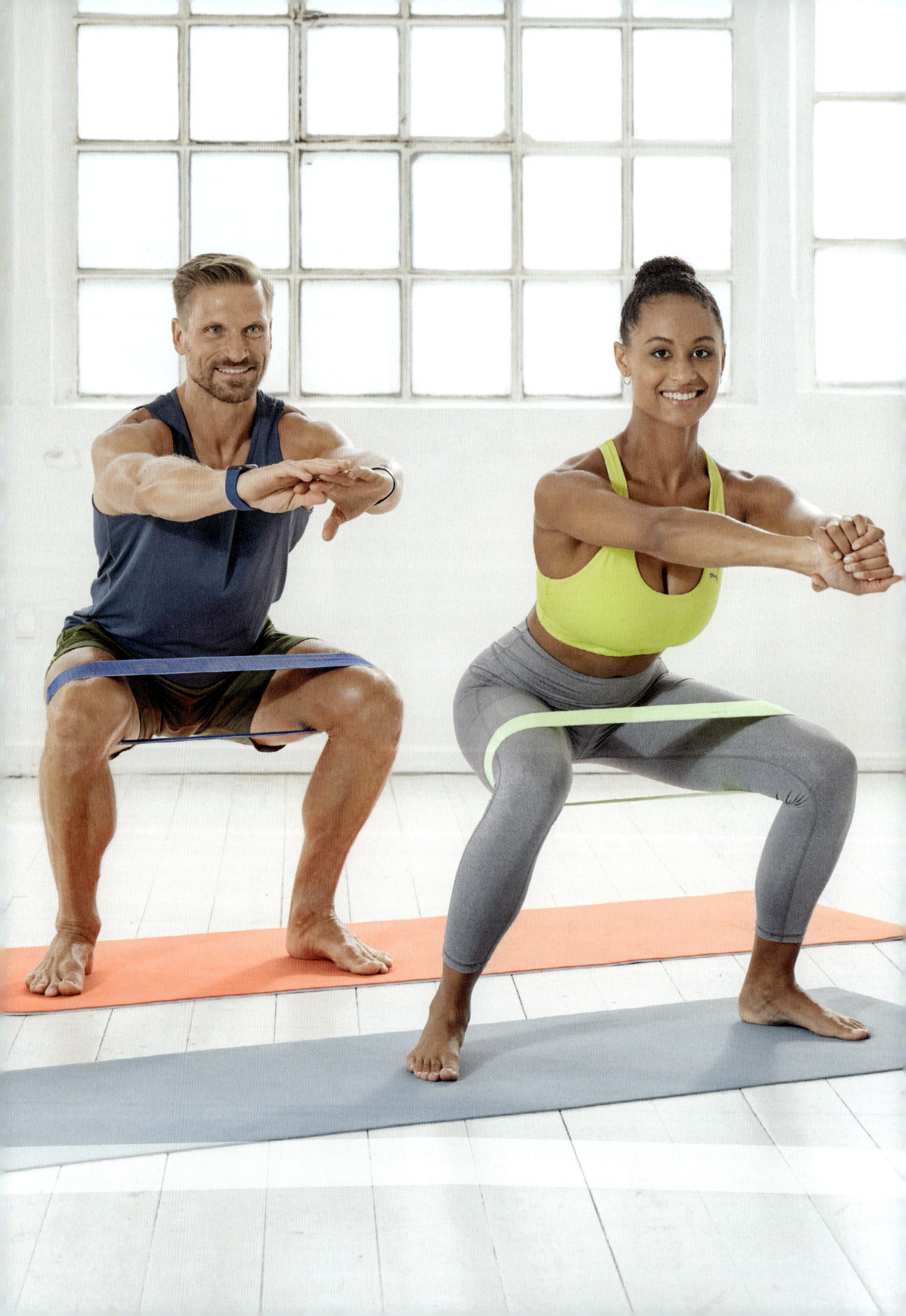

AN DIE BÄNDER, FERTIG, LOS …

WARM-UP

Damit du dich während des Trainings ohne Unterbrechungen auf die Übungen konzentrieren kannst, legst du dir am besten vorab alles zurecht, was du brauchst: ein Getränk, deine Matte, ein Handtuch und die Fitnessbänder.

Das Warm-up sollte am Anfang jeder Trainingseinheit stehen. Starte dafür mit einer Cardio-Übung deiner Wahl. Du kannst je nach Ausrüstung und Trainingsort beispielsweise:

- 5 Minuten Seilspringen,
- 5–10 Minuten Fahrradfahren (auf Hometrainer oder Rolle),
- 5–10 Minuten locker laufen oder
- 1–2 Minuten zügige Hampelmänner machen.

Wichtig ist, dass dir warm wird, dein Herz-Kreislauf-System hochgefahren und deine Muskulatur mit ausreichend Sauerstoff versorgt wird.

Für Koordination und Gleichgewichtssinn empfehle ich dir im Anschluss z. B. ein paar Wechselsprünge über ein Handtuch. Die Übungsbeschreibung dazu findest du rechts.

Um auch alle Gelenke, Bänder und Sehnen auf die sportliche Belastung einzustimmen, sollte dein Aufwärmprogramm im zweiten Teil immer ein paar ausgewählte Mobilisationsübungen enthalten. Auf den nächsten Seiten findest du vier Stück, mit denen du deinen Körper einmal von oben bis unten durchbewegen kannst. Das regt die Produktion der Gelenkflüssigkeit an, die Knorpel werden mit mehr Wasser versorgt und können Stöße während des Trainings besser abfedern.

WECHSELSPRÜNGE ÜBER EIN HANDTUCH

Ausgangsposition

Handtuch zusammengerollt als weiches, flaches Hindernis auf den Boden legen. Einen Fuß davor, den anderen Fuß dahinter positionieren.

Ausführung

Aus dieser Schrittstellung beidbeinig hochspringen und vorderes und hinteres Bein in der Luft wechseln. Bei Bodenkontakt direkt in den nächsten, gegengleichen Sprung übergehen. Dabei das Handtuch nicht berühren.

Dauer: Etwa 2 Minuten

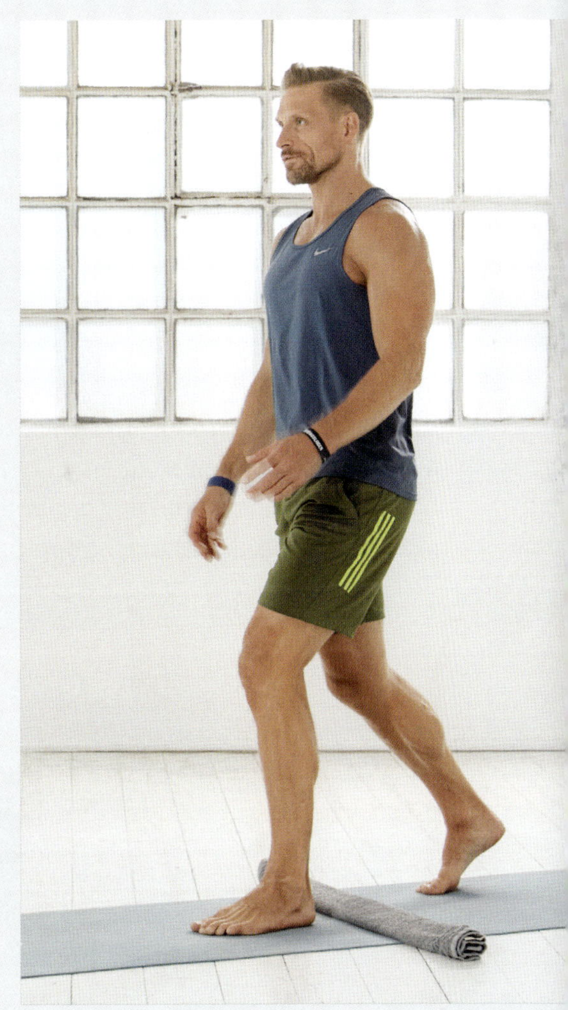

Wichtig

Leise über die Fußspitzen landen und jeden Sprung dadurch weich abfedern. Die Knie sind durchgehend leicht gebeugt.

MOBILISATIONSÜBUNG 1

Ausgangsposition

Ausgestreckt auf den Rücken legen. Die Arme im 90-Grad-Winkel seitlich ausbreiten. Die Handflächen zeigen nach oben. Der Blick geht in Richtung Zimmerdecke. Die Position erinnert an ein liegendes »T«.

Ausführung

Das rechte Bein gestreckt in Richtung der Zimmerdecke bzw. des Oberkörpers führen und auf die linke Seite absenken, bis der rechte Fuß den Boden berührt. Das Bein bleibt gestreckt, der untere Rücken löst sich in der Drehung vom Boden. In der Endposition berührt der rechte Fuß bestenfalls die linke Hand. Den Fuß auf gleichem Weg zurückführen und ablegen. Die Bewegung mit dem linken Bein zur rechten Seite wiederholen.
Wiederholungen: Je Seite 10

Wichtig

Beide Arme und Schultern bleiben durchgehend auf dem Boden. Die Bauchmuskulatur möglichst entspannt lassen.

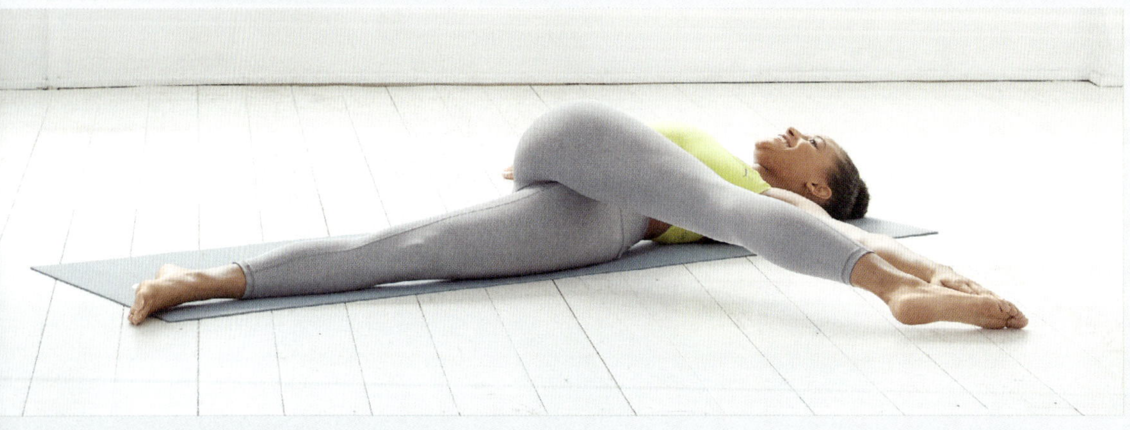

MOBILISATIONSÜBUNG 2

Ausgangsposition

Ausgestreckt auf den Bauch legen. Die Arme im 90-Grad-Winkel seitlich ausbreiten. Die Handflächen zeigen in Richtung Boden. Der Kopf ruht auf der Stirn. Die Position erinnert an ein liegendes »T«.

Ausführung

Das linke Bein leicht anheben und beugen. Die linke Fußspitze in Richtung der rechten Hand zum Boden führen. Das Becken löst sich in der Drehbewegung vom Boden. In der Endposition berührt der linke Fuß bestenfalls die rechte Hand. Den Fuß auf gleichem Weg zurückführen und ablegen. Die Bewegung mit dem rechten Bein zur linken Seite wiederholen.
Wiederholungen: Je Seite 10

Wichtig

Beide Arme und Schultern bleiben durchgehend auf dem Boden. Die Bauchmuskulatur möglichst entspannt lassen.

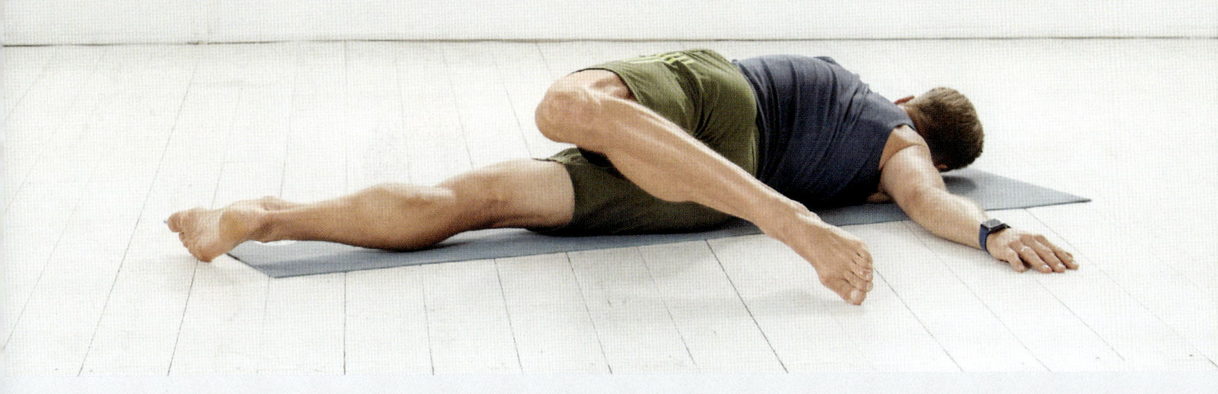

MOBILISATIONSÜBUNG 3

Ausgangsposition

Aufrecht und schulterbreit hinstellen. Der Blick ist nach vorne gerichtet. Die Arme locker hängen lassen.

Ausführung

Aus dieser Stellung langsam in die tiefe Hocke gehen. Dabei die Arme nach oben nehmen und die Fußsohlen komplett auf dem Boden halten. Der Rücken bleibt möglichst gerade. Diese Endposition für 10 Sekunden halten und aus der Kraft der Beine wieder in den aufrechten Stand kommen.
Wiederholungen: 2–3

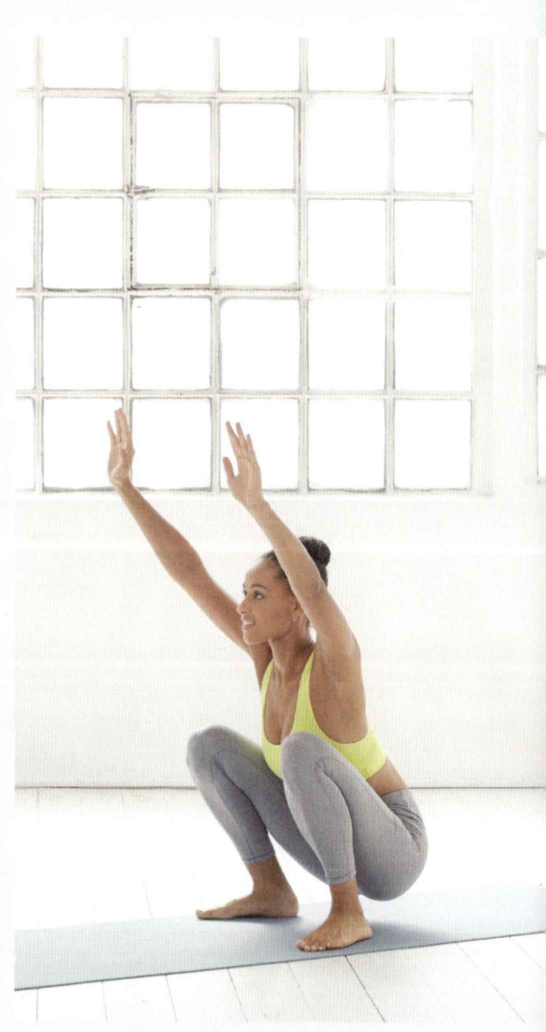

Wichtig

Falls sich die Fersen in der Abwärtsbewegung vom Boden lösen, ein zusammengerolltes Handtuch unterlegen. Sollte die tiefe Position trotz dieser Unterstützung (noch) nicht frei stehend erreichbar sein, zusätzlich mit beiden Händen z. B. an einem Türrahmen festhalten.

MOBILISATIONSÜBUNG 4

Ausgangsposition

Aufrecht und hüftbreit hinstellen. Der Blick ist nach vorne gerichtet. Die Knie sind leicht gebeugt. Die Arme locker hängen lassen.

Ausführung

In dieser Haltung mit gestreckten Armen große, vorwärts kreisende Bewegungen machen. Langsam beginnen und dann das Tempo gleichmäßig erhöhen. Nach der Hälfte der Wiederholungen die Arme rückwärts kreisen.
Wiederholungen: 20

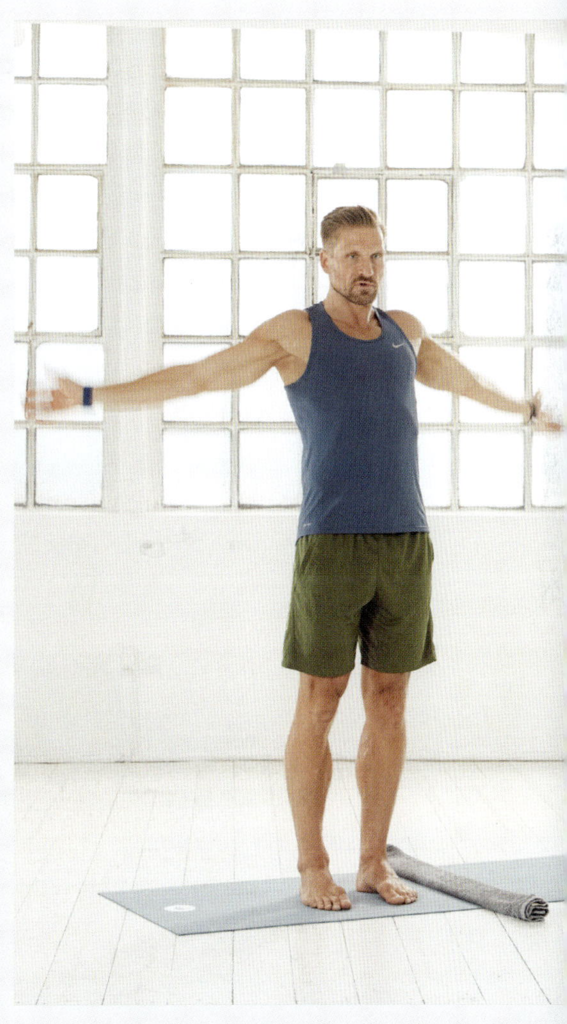

Wichtig

Im Rumpf stabil bleiben. Die Schultern entspannt lassen.

Variation

Die Arme gegengleich, also einen vorwärts und einen rückwärts, kreisen.

ÜBUNGEN FÜR DIE BEINE

LUNGES

Ausgangsposition

Das Band um die Schulterblätter legen und mit angewinkelten Armen etwa auf Bauchhöhe festhalten. Aus dem hüftbreiten Stand einen Ausfallschritt machen. Das vordere Bein ist leicht gebeugt, der vordere Fuß steht mit der ganzen Sohle auf dem Boden und fixiert die beiden Bandenden am Boden. Das Band ist leicht gespannt. Das hintere Bein ist gestreckt, die Ferse ist angehoben.

Ausführung

Aus dieser Position das hintere Knie kontrolliert bis knapp über dem Boden absenken. Der Oberkörper bleibt aufrecht, der Blick ist nach vorne gerichtet, der Bauch ist angespannt. Aus der Kraft der Beine langsam wieder nach oben in die Ausgangsposition kommen. Die Hände fixieren das Band und halten es während der gesamten Übung auf Spannung.
Wiederholungen: Je Satz und Seite 10–15

Wichtig

Bewusst während der gesamten Übung die Ferse des vorderen Fußes belasten. Das vordere Knie nicht über die Zehenspitzen hinausschieben und nicht nach innen kippen lassen.

Variation 1 (schwer)

Den hinteren Fuß erhöht abstellen, z. B. auf einem Hocker (maximal Kniehöhe)

Variation 2

Einen Stab dazunehmen. Die Schlaufen am Ende des Bandes zusammenknoten und um den Stab legen und diesen in den Nacken legen. Die Arme sind etwa im 90-Grad-Winkel gebeugt. Der vordere Fuß fixiert die Bandmitte am Boden.

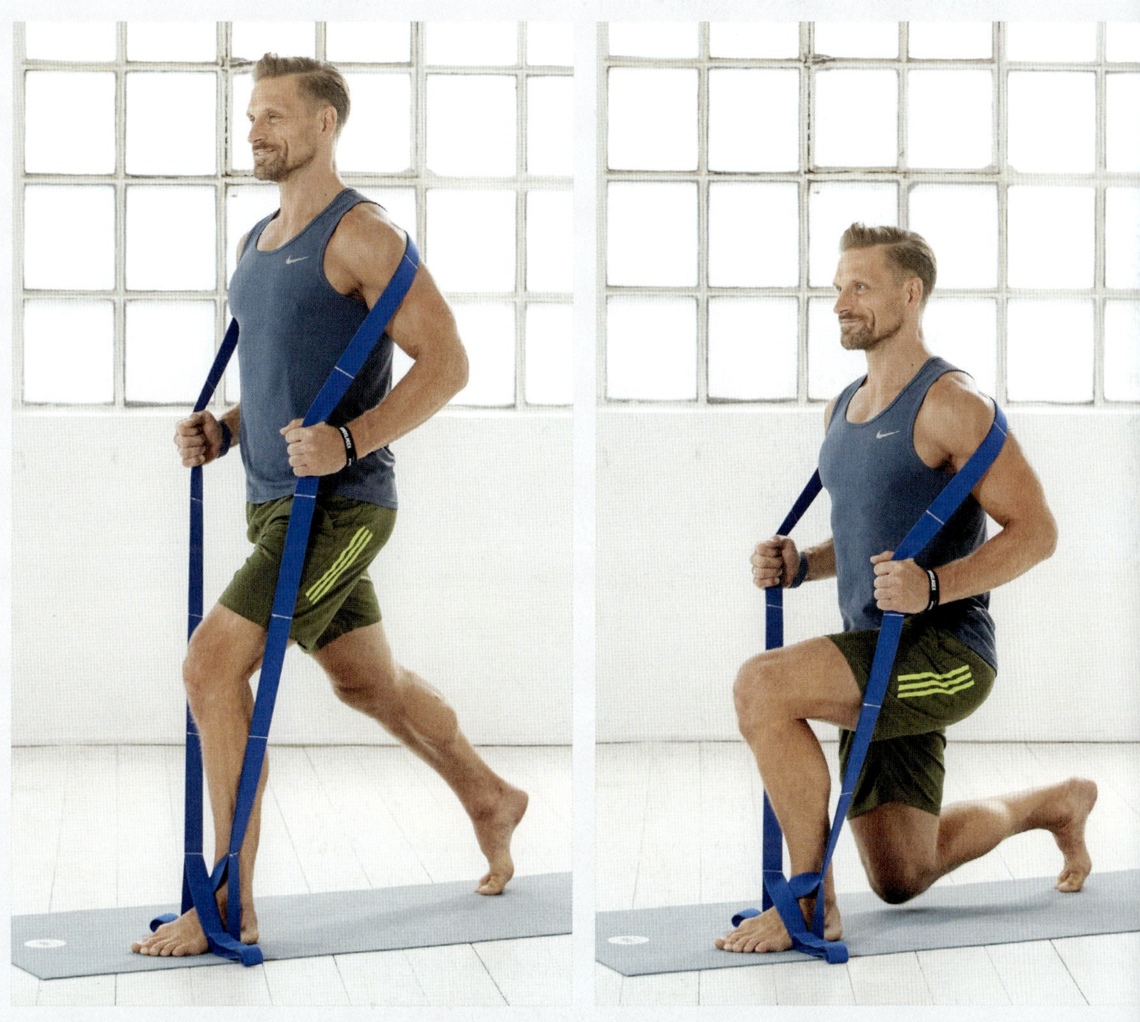

SQUATS

Ausgangsposition

Das Band um die Schulterblätter legen und mit angewinkelten Armen etwa auf Hüfthöhe festhalten. Die beiden Bandenden mit den Füßen am Boden fixieren. Dabei einen schulterbreiten Stand einnehmen. Den Bauch anspannen. Der Blick ist nach vorne gerichtet. Das Band ist leicht gespannt.

Ausführung

Aus dieser Position langsam in die Kniebeuge absenken, bis sich das Gesäß unterhalb der Knie befindet. Der Oberkörper bleibt dabei möglichst aufrecht. Die Fersen bleiben auf dem Boden. In der tiefen Position die Gesäßmuskulatur bewusst anspannen und aus der Kraft der Oberschenkel langsam wieder aufrichten.
Wiederholungen: Je Satz 12–15

Wichtig

Die Fersen müssen auf dem Boden bleiben. Falls sie sich lösen, bevor das Gesäß unterhalb der Knie ist, die Bewegung vorher stoppen und die Kniebeuge weniger tief ausführen.

Variation

Einen Stab dazunehmen. Die Schlaufen am Ende des Bandes um den Stab legen und diesen in den Nacken legen. Die Arme sind etwa im 90-Grad-Winkel gebeugt. Die Füße fixieren die Bandmitte am Boden.

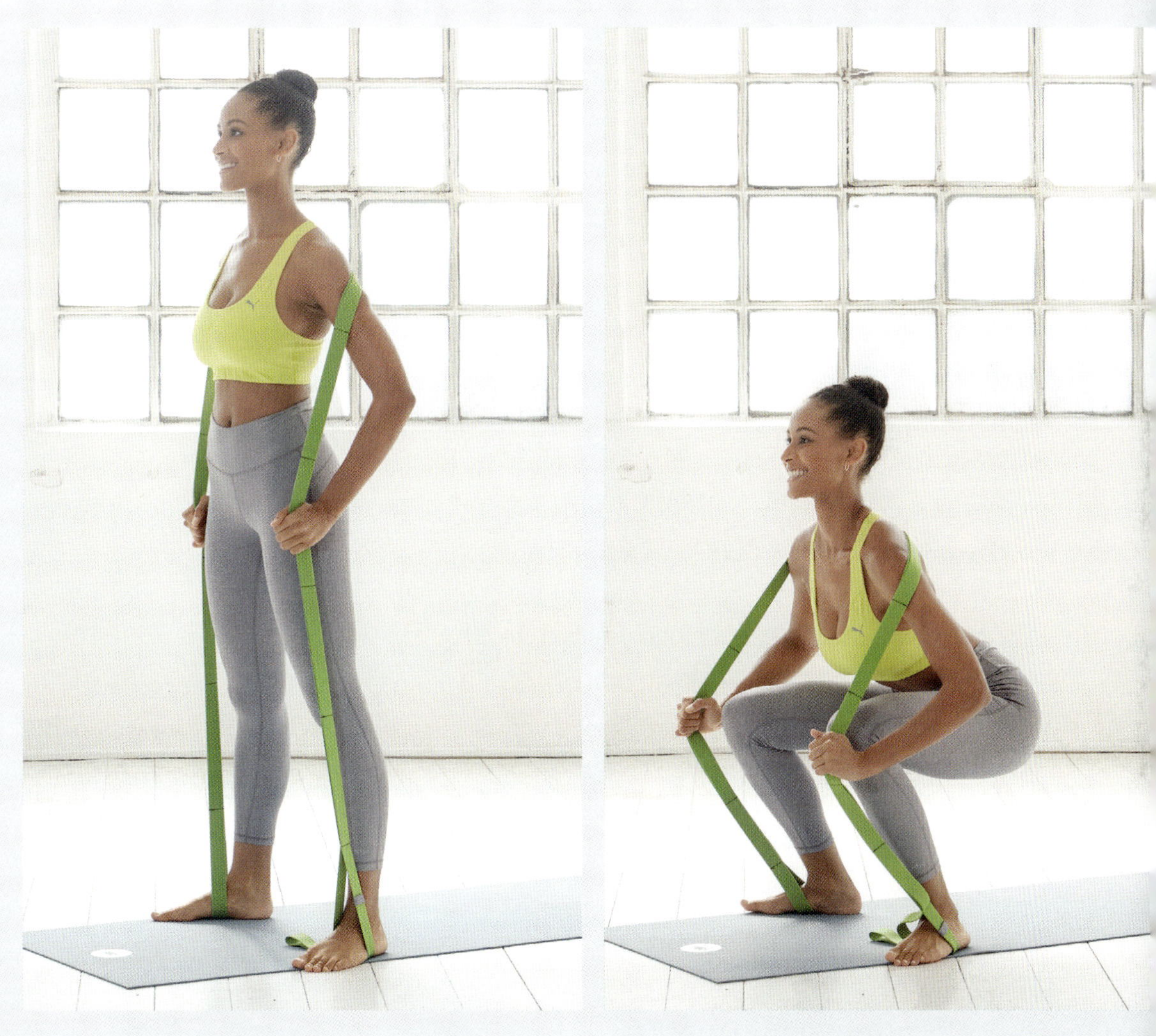

STANDING GLUTE

Ausgangsposition

Eines der Bandenden mit der Schlaufe bodennah z. B. mithilfe einer Halterung an einer Tür oder an einem unbeweglichen Möbelstück fixieren. Die Schlaufe am zweiten Bandende um eine Fußsohle legen. Das entsprechende Bein angewinkelt nach hinten anheben. Den Oberkörper mit geradem Rücken nach vorn kippen. Der Kopf befindet sich in Verlängerung der Wirbelsäule. Das Standbein ist leicht gebeugt. Das Band ist leicht gespannt.

Ausführung

Den Oberkörper möglichst ruhig in der vorgebeugten Position halten. Das angehobene Bein nach hinten oben schieben, bis es fast gestreckt ist und sich etwa auf Gesäßhöhe befindet. Langsam und kontrolliert dem Zug des Bandes nachgeben und das Bein wieder in die Ausgangsposition zurückführen.

Wiederholungen: Je Satz und Seite 15–20

Wichtig

Während der gesamten Übung die Bauchspannung halten. Die Beinbewegung aus der Kraft des Gesäßmuskels ausführen.

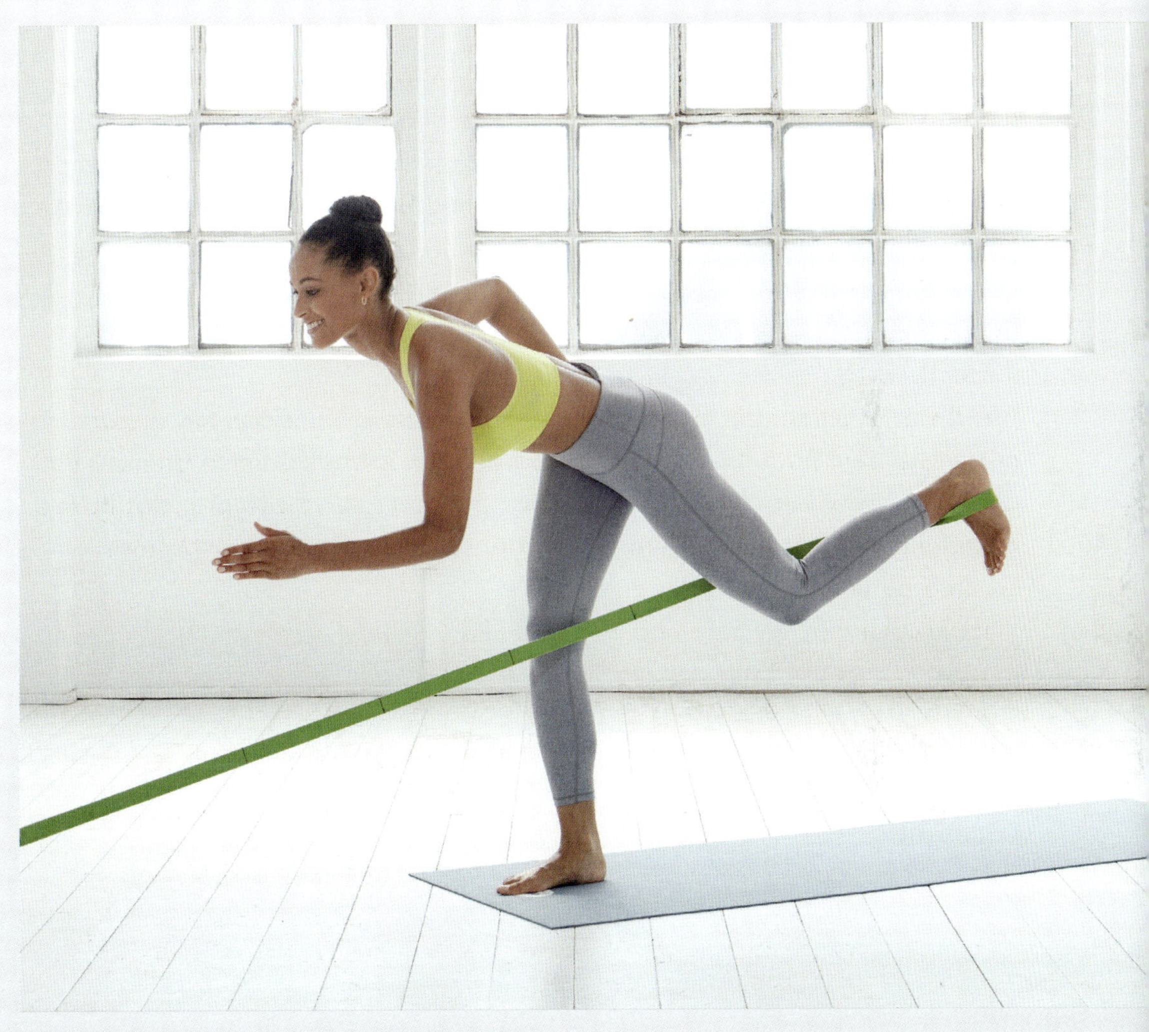

⌖⌖⌖ ONE LEG GOOD MORNINGS

Ausgangsposition

Das Band um die Schulterblätter legen und mit angewinkelten Armen etwa auf Bauchhöhe festhalten. Die beiden Bandenden mit einem Fuß am Boden fixieren. Das Knie des entsprechenden Beins ist leicht gebeugt, das andere Bein vom Boden abheben. Das mit dem Standbeinfuß fixierte Band ist straff gespannt. Der Oberkörper ist aufrecht. Der Bauch ist angespannt. Der Blick geht nach vorne.

Ausführung

Aus dieser Position den Oberkörper kontrolliert so weit nach vorn kippen, bis er parallel zum Boden ist. Dafür das Becken gezielt nach hinten drücken und darauf achten, dass der Rücken komplett gestreckt ist. Der Kopf bleibt in Verlängerung der Wirbelsäule. Aus der waagerechten Position mit gestrecktem Oberkörper langsam wieder aufrichten.
Wiederholungen: Je Satz und Seite 12–15

Wichtig

Der Bauch bleibt während der gesamten Übung fest angespannt. Der Fokus liegt auf dem hinteren Oberschenkel, dem Gesäßmuskel und dem unteren Rücken.

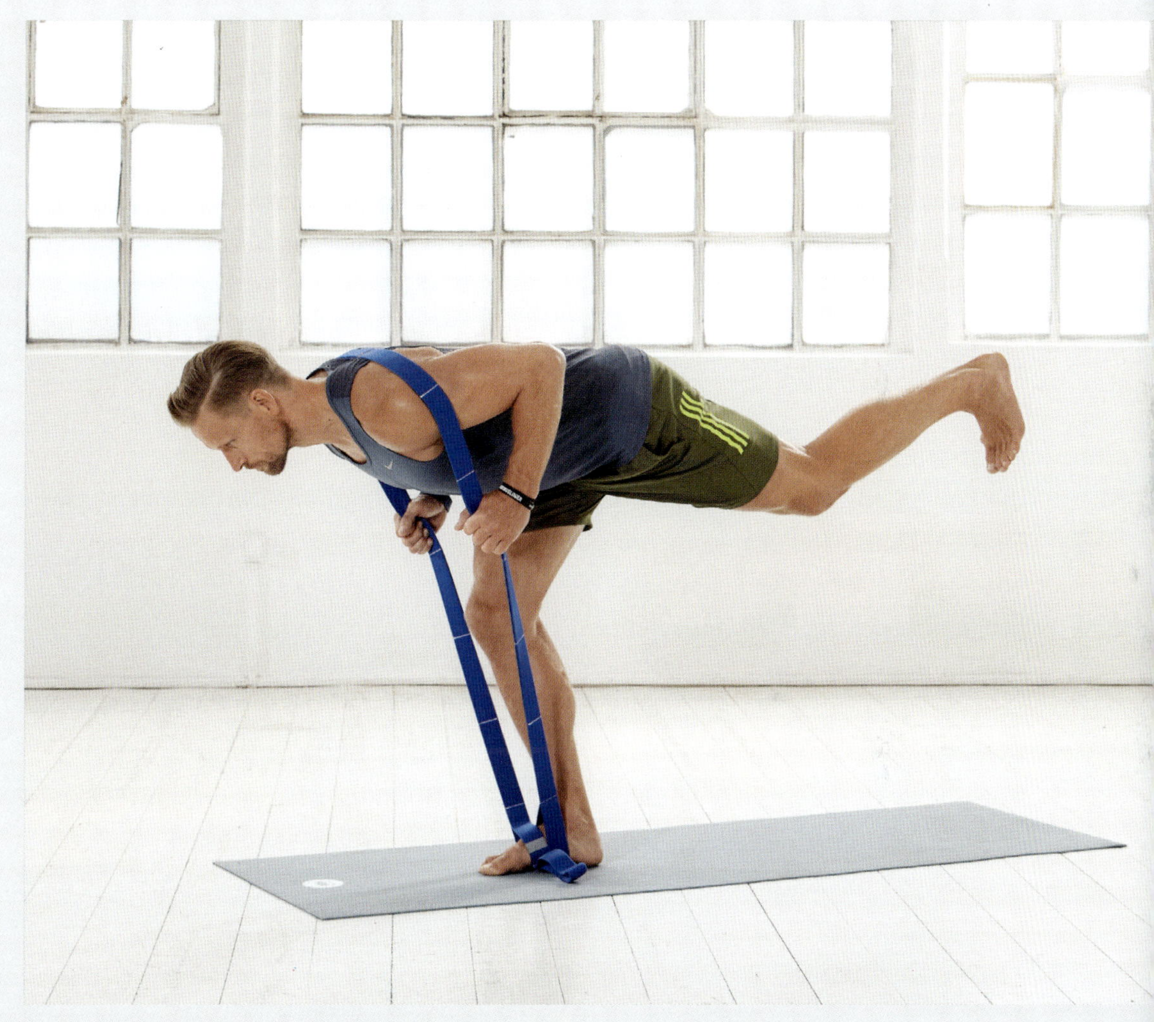

LEG CURLS

Ausgangsposition

Die Mitte des Bandes bodennah z. B. mithilfe einer Halterung an einer Tür oder an einem unbeweglichen Möbelstück fixieren. Mit gestreckten Beinen in Richtung der Fixierung auf den Bauch legen. Die beiden Schlaufen an den Bandenden dabei um beide Fußgelenke wickeln und fixieren, sodass das Band leicht gespannt ist. Die Beine liegen maximal hüftbreit auseinander, die Füße sind auf den Zehenspitzen aufgestellt. Die Stirn ruht auf den Handrücken. Eine Matte oder ein gefaltetes Handtuch entlastet Knie und Hüftknochen auf hartem Untergrund.

Ausführung

Die Fersen so weit wie möglich in Richtung Gesäß ziehen. Die Beine aus der angewinkelten Stellung langsam und gleichmäßig zurück in die Ausgangsposition strecken. Die Fußspitzen bleiben durchgehend angezogen und tippen zwischen den Wiederholungen nur kurz auf dem Boden auf.
Wiederholungen: Je Satz 15–20

Wichtig

Das Becken während der Übung fest auf den Boden pressen, um den Rücken zu entlasten. Der Fokus liegt auf den hinteren Oberschenkelmuskeln.

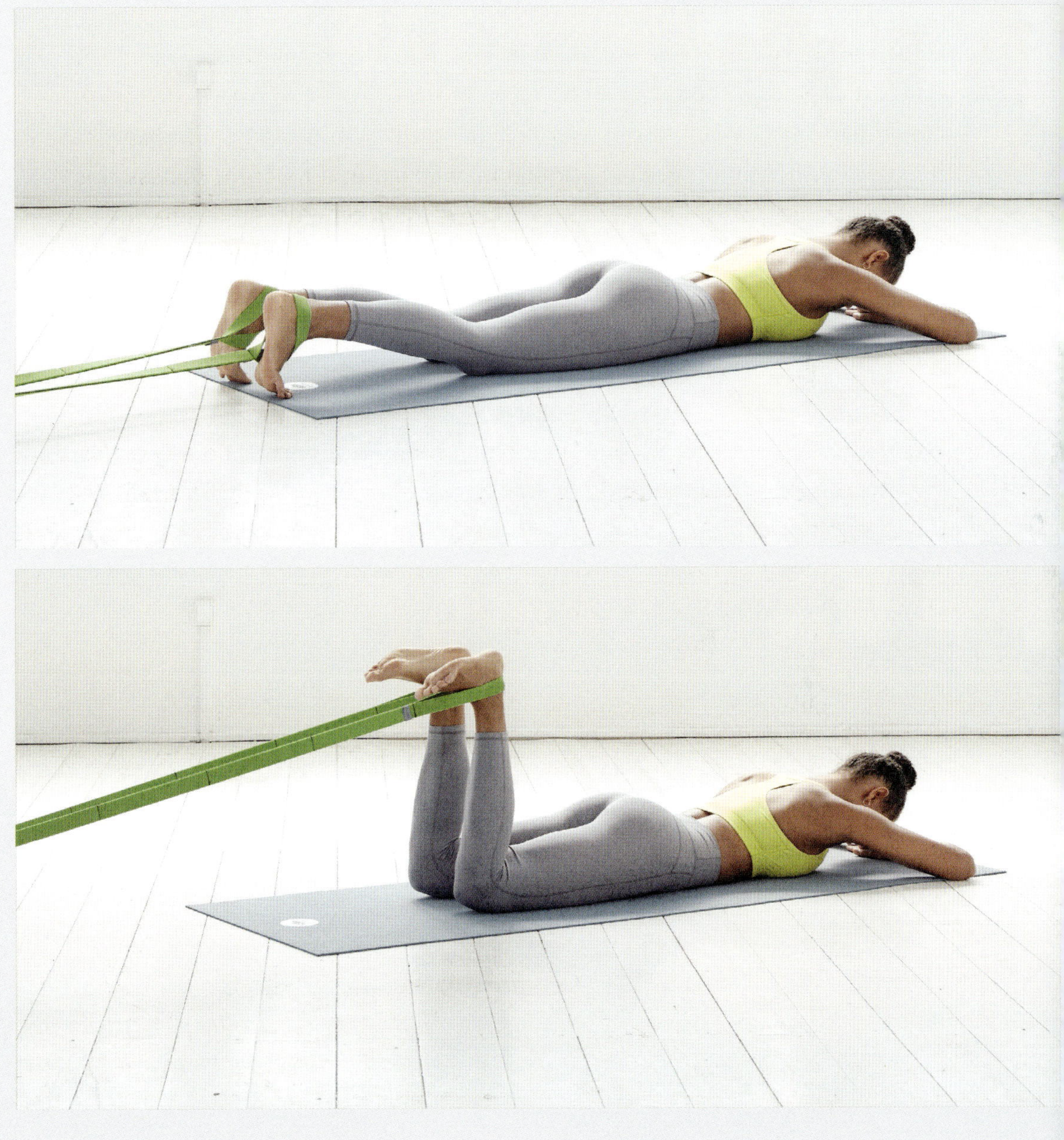

ÜBUNGEN FÜR DIE BRUST

CHEST PRESS

Ausgangsposition

Das Band deutlich breiter als schulterbreit greifen und hinten um die Schulterblätter führen. So vorbereitet auf den Rücken legen. Die Füße sind aufgestellt. Die Arme sind im 90-Grad-Winkel gebeugt. Die Oberarme liegen etwa auf Schulterhöhe auf dem Boden. Die Unterarme zeigen in Richtung Decke, die Handflächen nach vorne. Das Band ist in dieser Stellung leicht gespannt. Der Kopf ruht entspannt.

Ausführung

Beide Arme aus dieser Position in Richtung Decke strecken. Bewusst langsam mit dem Zug des Bandes wieder in die Ausgangsstellung absenken.
Wiederholungen: Je Satz 12–15

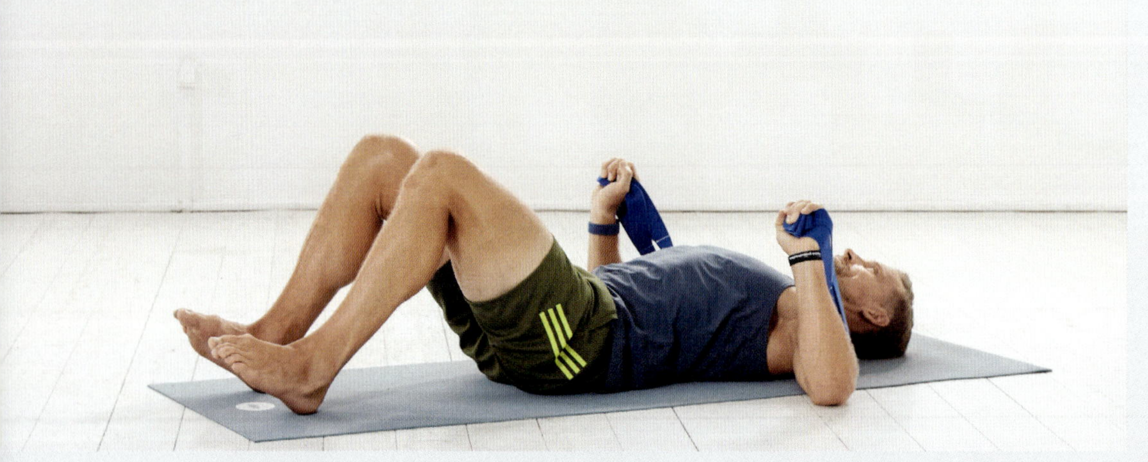

Wichtig
Den Bauch aktiv anspannen. Den unteren Rücken in den Boden pressen. Der Kopf bleibt auf dem Boden abgelegt. Der Fokus liegt auf der Brustmuskulatur.

Variation 1
Die Übung auf einer Erhöhung liegend, beispielsweise einem Step, ausführen. Das Band wird dafür auf Höhe der Schulterblätter unter der Erhöhung durchgeführt. In der Ausgangsposition am tiefsten Punkt der Bewegung befinden sich beide Hände in etwa auf Brustkorbhöhe.

Variation 2
Einen Stab dazunehmen. Die Enden des Bandes um den Stab wickeln und fixieren. Das Band mit samt dem Stab so breit greifen, dass im Ellenbogengelenk ein 90-Grad-Winkel entsteht.

Variation 3
Die Übung auf einer Erhöhung liegend und mit einem Stab ausführen.

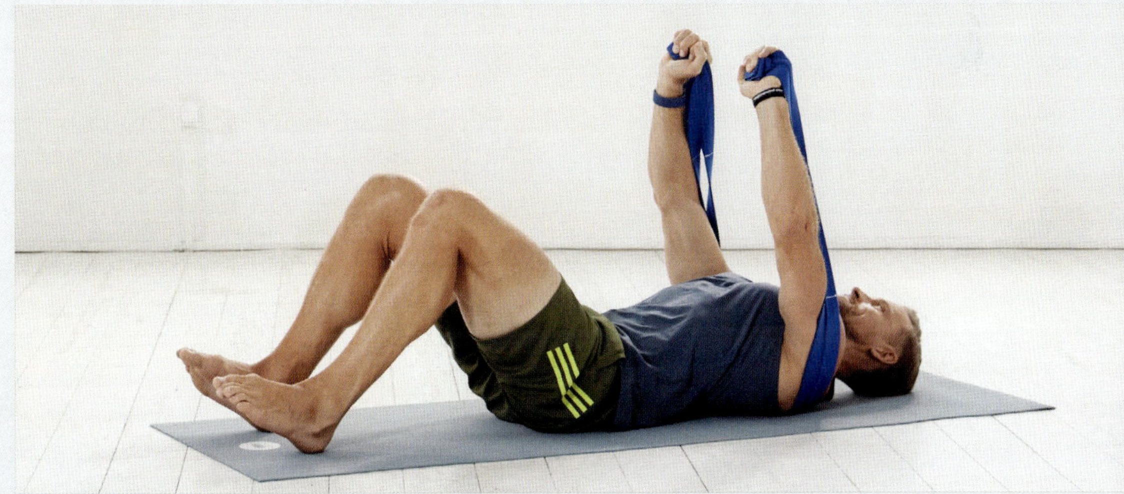

BUTTERFLY

Ausgangsposition

Das Band in Armspannweite greifen und hinten um die Schulterblätter führen. So vorbereitet auf den Rücken legen. Die Füße sind aufgestellt. Die Arme sind leicht gebeugt. Die Oberarme liegen etwa auf Schulterhöhe auf dem Boden. Die Unterarme sind leicht angehoben, die Handflächen zeigen nach oben. Das Band ist in dieser Stellung leicht gespannt. Der Kopf ruht entspannt.

Ausführung

Beide Arme in der fast gestreckten Haltung in Richtung Decke und vor dem Körper zusammenführen. Bewusst langsam mit dem Zug des Bandes wieder in die Ausgangsstellung absenken.
Wiederholungen: Je Satz 12–15

Wichtig

Den Bauch aktiv anspannen. Den unteren Rücken fest in den Boden pressen. Der Kopf bleibt auf dem Boden abgelegt. Der Fokus liegt auf der Brustmuskulatur.

Variation

Die Übung auf einer Erhöhung liegend, beispielsweise einem Step, ausführen. Das Band wird dafür auf Höhe der Schulterblätter unter der Erhöhung durchgeführt. In der Ausgangsposition am tiefsten Punkt der Bewegung, befinden sich beide Hände etwas tiefer als der Brustkorb.

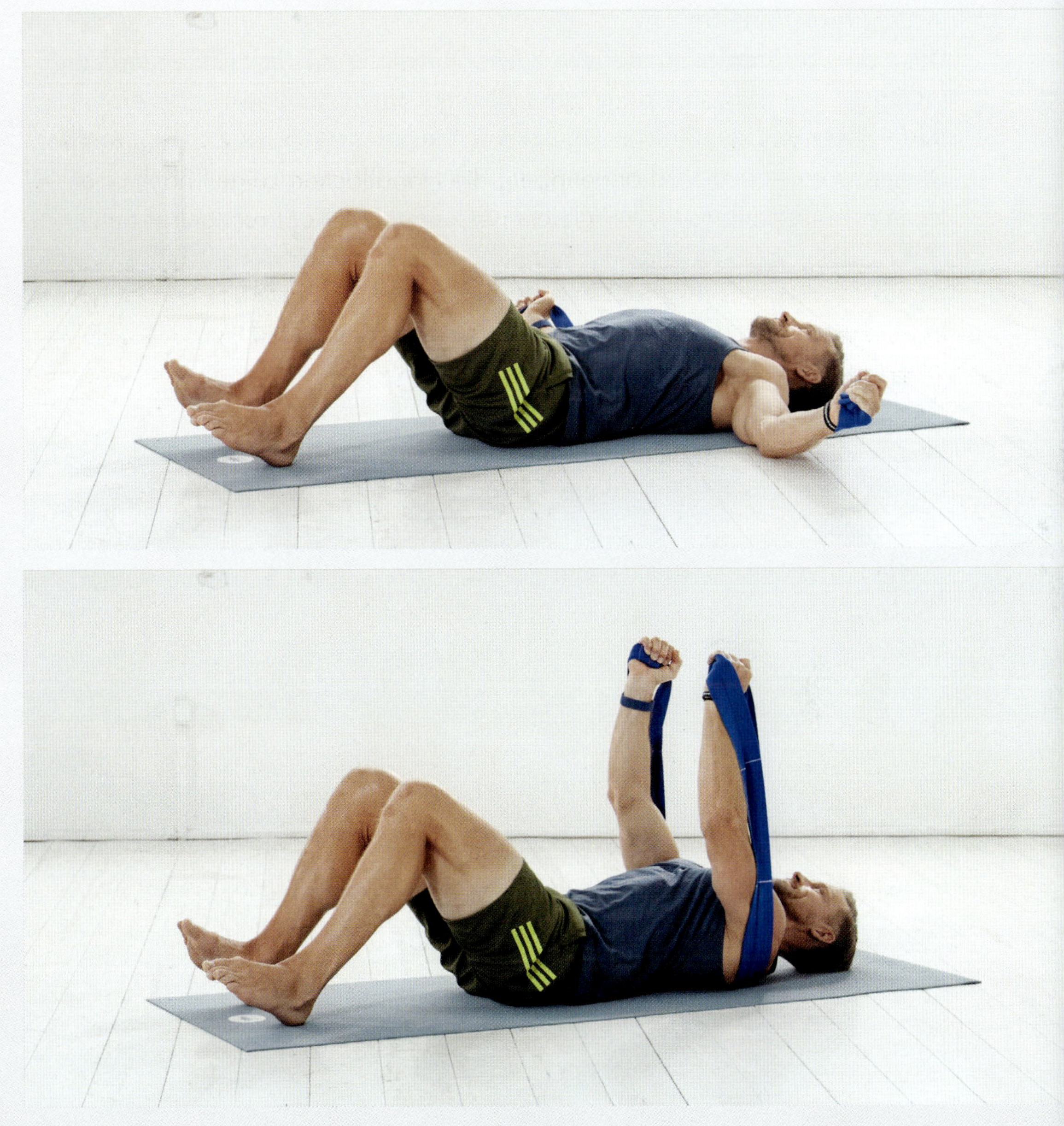

FIXED BAND CHEST PRESS

Ausgangsposition

Die Mitte des Bandes mindestens auf Schulterhöhe z. B. mithilfe einer Halterung an einer Tür oder an einem unbeweglichen Möbelstück fixieren. Mit dem Rücken zur Fixierung stellen. Die Schlaufen an den beiden Bandenden greifen. Eine stabile Schrittstellung einnehmen. Die hintere Ferse ist dabei leicht vom Boden gelöst, das vordere Bein leicht gebeugt. Der Oberkörper ist etwas nach vorne geneigt. Die Arme auf Schulterhöhe angewinkelt so weit zurücknehmen, dass sich die Hände seitlich auf Brustkorbhöhe befinden. Die Handflächen zeigen zueinander. Das Band ist leicht gespannt.

Ausführung

Beide Arme aus dieser Position in Verlängerung des Bandes strecken. Bewusst langsam mit dem Zug des Bandes wieder zurück in die Ausgangsstellung führen.
Wiederholungen: Je Satz 10–15

Wichtig

Den Bauch aktiv anspannen. Nur die Arme bewegen sich. Den restlichen Körper stabil in der Ausgangsstellung halten.

Variation 1

Einen Stab dazunehmen. Nach dem »Auffädeln« der beiden Bandenden deutlich breiter als schulterbreit greifen. In der Ausgangsposition berührt der Stab den Oberkörper auf Brusthöhe.

Variation 2 (schwer)

Die Übung mit einem Ende des Bandes einarmig ausführen. Dafür jeweils das Bein der anderen Körperseite in der Schrittstellung nach vorne nehmen. Den zweiten Arm locker hängen lassen oder auf dem Oberschenkel ablegen. Im Oberkörper stabil bleiben, nicht mitrotieren.

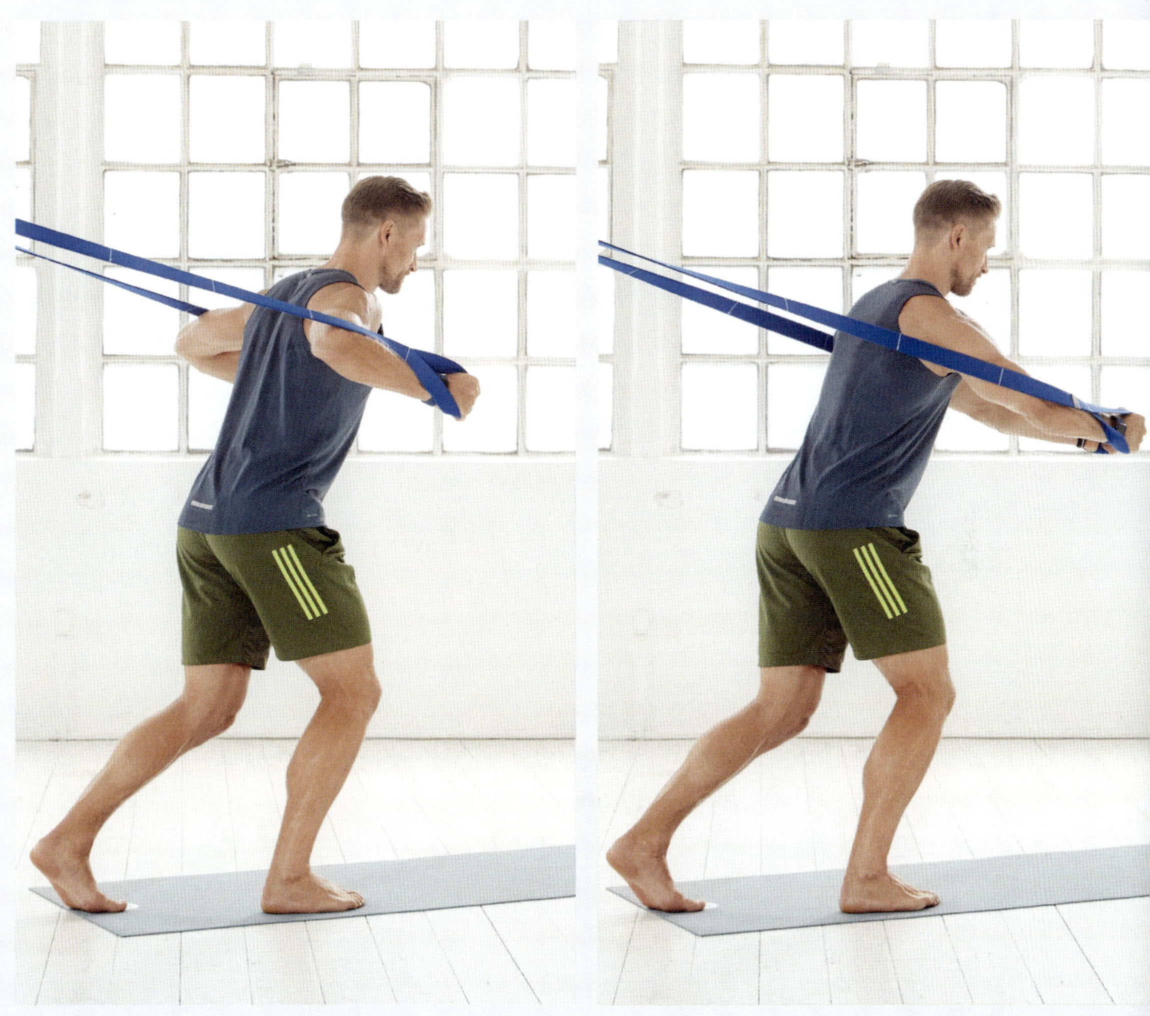

FIXED BAND BUTTERFLY

Ausgangsposition

Die Mitte des Bandes mindestens auf Schulterhöhe z. B. mithilfe einer Halterung an einer Tür oder an einem unbeweglichen Möbelstück fixieren. Mit dem Rücken zur Fixierung stellen. Die Schlaufen an den beiden Bandenden greifen. Eine stabile Schrittstellung einnehmen. Die hintere Ferse ist dabei leicht vom Boden gelöst, das vordere Bein leicht gebeugt. Der Oberkörper ist etwas nach vorne geneigt. Die Arme auf Schulterhöhe anheben. Sie sind fast gestreckt und befinden sich leicht vor der Schulterachse. Die Handflächen zeigen nach vorne. Das Band ist leicht gespannt.

Ausführung

Beide Arme in der fast gestreckten Haltung vor dem Körper zusammenführen. Bewusst langsam mit dem Zug des Bandes wieder in die Ausgangsstellung zurückbewegen.
Wiederholungen: Je Satz 10–15

Wichtig

Den Bauch aktiv anspannen. Nur die Arme bewegen sich. Den restlichen Körper stabil in der Ausgangsstellung halten.

Variation (schwer)

Die Übung mit einem Ende des Bandes einarmig ausführen. Dafür jeweils das Bein der anderen Körperseite in der Schrittstellung nach vorne nehmen. Den zweiten Arm locker hängen lassen oder auf dem Oberschenkel ablegen. Im Oberkörper stabil bleiben, nicht mitrotieren.

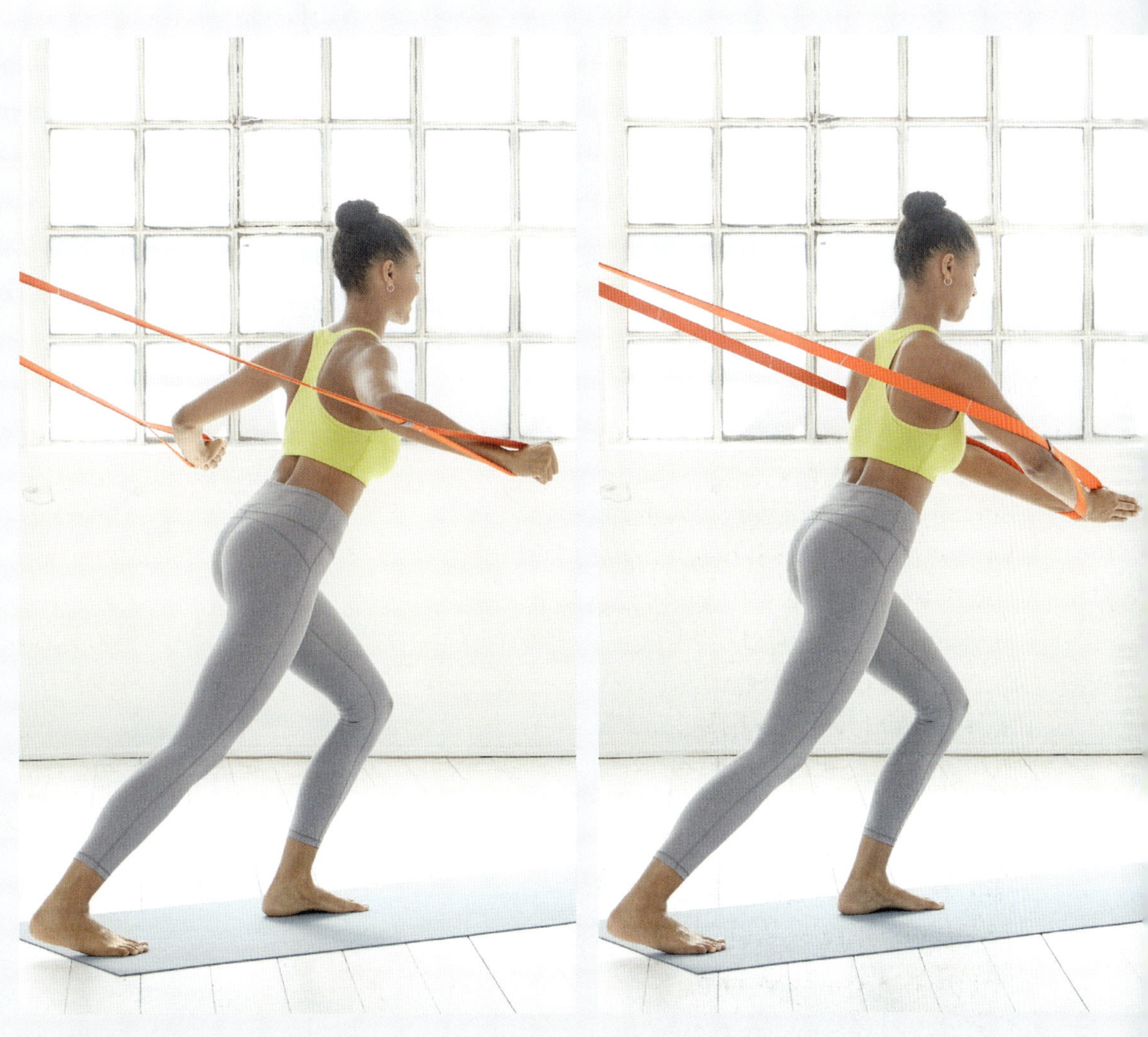

FIXED BAND ONE-HAND-BUTTERFLY ON KNEES

Ausgangsposition

Die Mitte des Bandes etwa auf Hüfthöhe z. B. mithilfe einer Halterung an einer Tür oder an einem unbeweglichen Möbelstück fixieren. Mit dem Rücken zur Fixierung aufrecht hinknien. Ein gefaltetes Handtuch schont die Knie. Die Schlaufen an einem der Bandenden mit einer Hand greifen. Den entsprechenden Arm leicht gebeugt seitlich auf Schulterhöhe anheben. Die Handfläche zeigt dabei nach vorne.

Ausführung

Den Arm in der fast gestreckten Haltung bis auf Höhe des Brustmuskels vor den Körper führen. Dabei die Schulter nicht hochziehen. Bewusst langsam mit dem Zug des Bandes wieder in die Ausgangsstellung zurückbewegen.
Wiederholungen: Je Seite und Satz 10–15

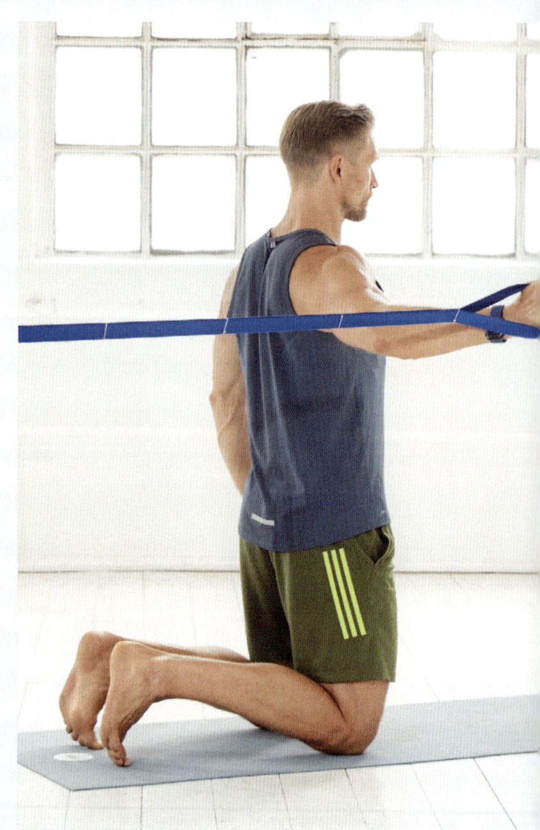

Wichtig

Den Bauch aktiv anspannen. Den gesamten Oberkörper stabil halten, nicht mitrotieren.

++ PUSH-UPS

Ausgangsposition

Das Band deutlich breiter als schulterbreit greifen und hinten um die Schulterblätter führen. So vorbereitet in eine Plank-Position gehen: Die Hände etwas breiter als schulterbreit auf Höhe der Brust aufstellen. Der gesamte Körper ist gestreckt und bildet vom Scheitel bis zu den Fersen eine gerade Linie. Gesäß- und Bauchmuskeln sind angespannt. Die Schulterblätter sind nach hinten unten gezogen.

Ausführung

In dieser Haltung die Ellenbogen langsam beugen und den gestreckten Körper so weit absenken, bis der Brustkorb den Boden berührt. Aus der Kraft der Arme wieder in die Ausgangsstellung nach oben drücken.
Wiederholungen: Je Satz 10–15

Wichtig

Die Körperstreckung während der gesamten Übung beibehalten. Nicht ins Hohlkreuz fallen oder in der Hüfte abknicken. Der Fokus liegt auf der Brustmuskulatur und einem stabilen Schultergürtel.

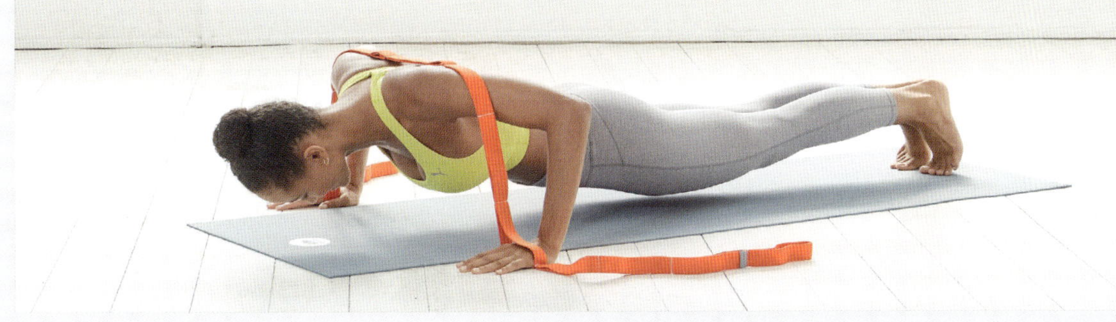

FIXED BAND PULL-OVER

Ausgangsposition

Die Mitte des Bandes bodennah z. B. mithilfe einer Halterung an einer Tür oder an einem unbeweglichen Möbelstück fixieren. Mit dem Kopf in Richtung Fixierung auf den Rücken legen. Mit beiden Händen je eine der Schlaufen an den Bandenden greifen. Die Arme gestreckt über dem Kopf ablegen. Die Handflächen zeigen nach oben. Den Abstand zur Fixierung so wählen, dass das Band leicht gespannt ist. Die Bauchmuskeln aktivieren. Den unteren Rücken fest in den Boden pressen. Der Blick geht gerade zur Decke.

Ausführung

Die gestreckten Arme aus der Ausgangsposition nach oben in Richtung Decke etwa bis auf Höhe der Stirn ziehen. Die Hände können dabei zusammengenommen werden oder schulterbreit bleiben. Die Arme bewusst langsam mit dem Zug des Bandes bis kurz über dem Boden absenken. Nicht ablegen.
Wiederholungen: Je Satz 10–15

Wichtig

Der untere Rücken hat durchgehend Bodenkontakt. Der Bauch bleibt aktiv angespannt. Der Fokus liegt auf der Brustmuskulatur.

Variation

Die Übung auf einer Erhöhung liegend, beispielsweise einem Step, ausführen. Die gestreckten Arme befinden sich in der Ausgangsposition über Kopf tiefer als der Oberkörper.

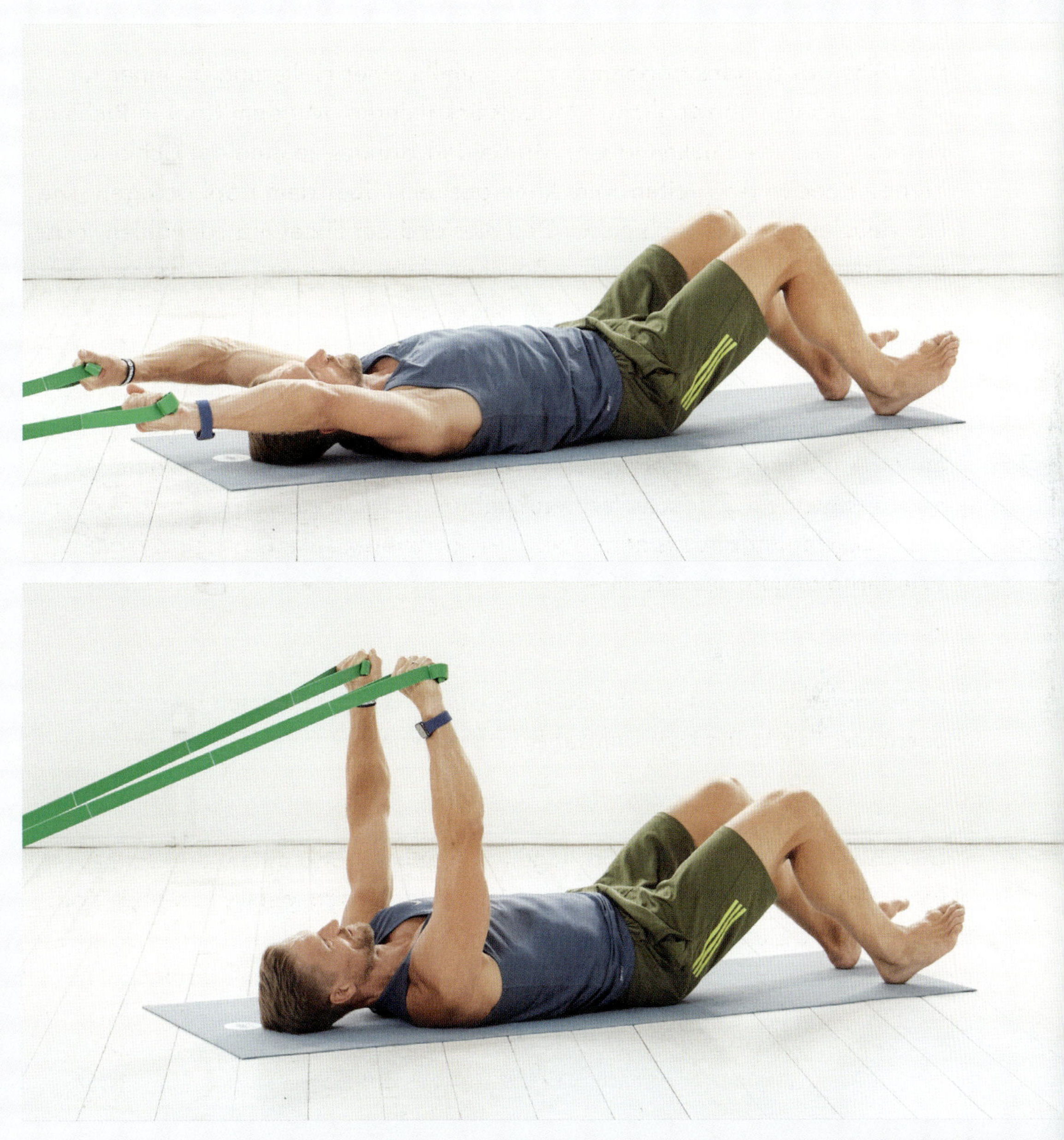

ÜBUNGEN FÜR DEN RÜCKEN

BUTTERFLY REVERSE

Ausgangsposition

Aufrecht und etwa schulterbreit hinstellen. Das Becken dabei leicht nach vorne kippen, um ein Hohlkreuz zu vermeiden. Das Band etwas enger als schulterbreit mit beiden Händen greifen. Die Handflächen zeigen dabei nach oben. Die leicht gebeugten Arme vor dem Körper bis auf Brusthöhe anheben.

Ausführung

Aus dieser Position beide Arme auf einer Ebene nach hinten führen, bis sie eine Linie bilden und das Band am Oberkörper anliegt. Die Schultern dabei bewusst zurücknehmen und die Schulterblätter aktiv zusammenziehen. Die Arme langsam und gleichmäßig mit dem Zug des Bandes wieder in die Ausgangsstellung zurückbewegen.
Wiederholungen: 15–20

Wichtig

Im Rumpf stabil bleiben. Die Schultern während der gesamten Bewegung unten lassen und nicht zu den Ohren hochziehen. Der Fokus liegt auf den oberen Rückenmuskeln.

Variation

Die Mitte des Bandes etwa auf Brusthöhe z. B. mithilfe einer Halterung an einer Türe oder an einem unbeweglichen Möbelstück fixieren. In der Ausgangsposition mit nach vorne ausgestreckten Armen ist das Band leicht gespannt.

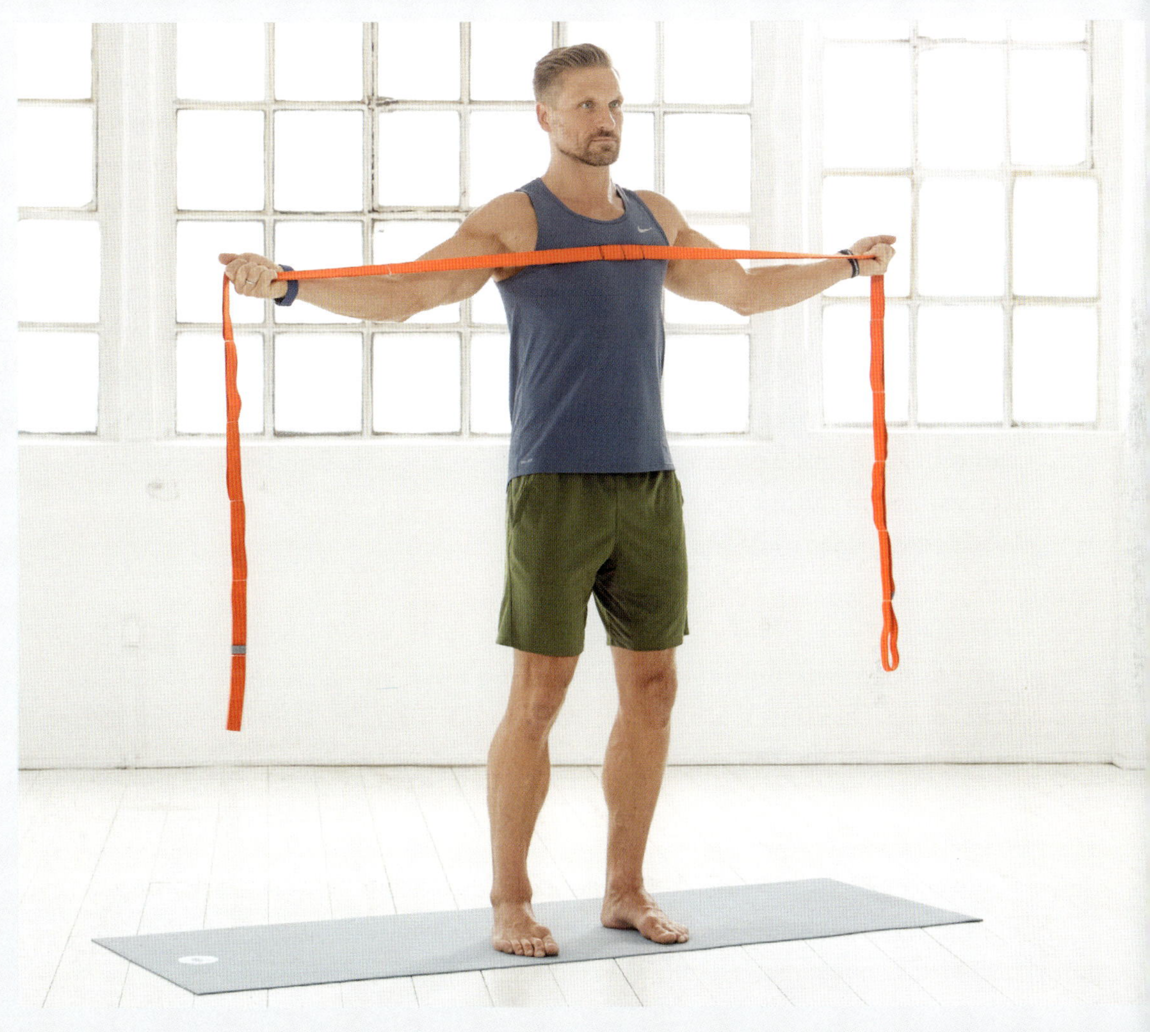

FIXED BAND PULL-DOWN

Ausgangsposition

Die Mitte des Bandes etwa auf Kopfhöhe z. B. mithilfe einer Halterung an einer Türe oder an einem unbeweglichen Möbelstück fixieren. Mit Blick in Richtung der Fixierung auf den Boden setzen. Je eine der beiden Schlaufen an den Bandenden um die linke bzw. rechte Hand schlingen und greifen. Die Füße aufstellen und den Oberkörper mit geradem Rücken leicht nach hinten kippen. Die Arme sind in Richtung der Befestigung nach oben gestreckt. Der Blick geht zur Fixierung. Das Band ist leicht gespannt.

Ausführung

Aus dieser Position beide Hände in Richtung der Schultern ziehen. Die Ellenbogen dabei leicht nach außen stellen. Die Schulterblätter aktiv zusammenziehen. Die Arme bewusst langsam mit dem Zug des Bandes wieder in die Ausgangsposition zurückführen.
Wiederholungen: Je Satz 12–15

Wichtig

Das Brustbein während der Zugbewegung nach vorne oben schieben. Die Schultern nicht zu den Ohren hochziehen. Den Bauch aktiv anspannen. Der Fokus liegt auf der Rückenmuskulatur.

Variation

Einen Stab dazunehmen. Die Schlaufen der beiden Bandenden auffädeln und die Hände innerhalb der Schlaufen positionieren. Den Stab dabei deutlich breiter als schulterbreit greifen und bis zur Brust heranziehen.

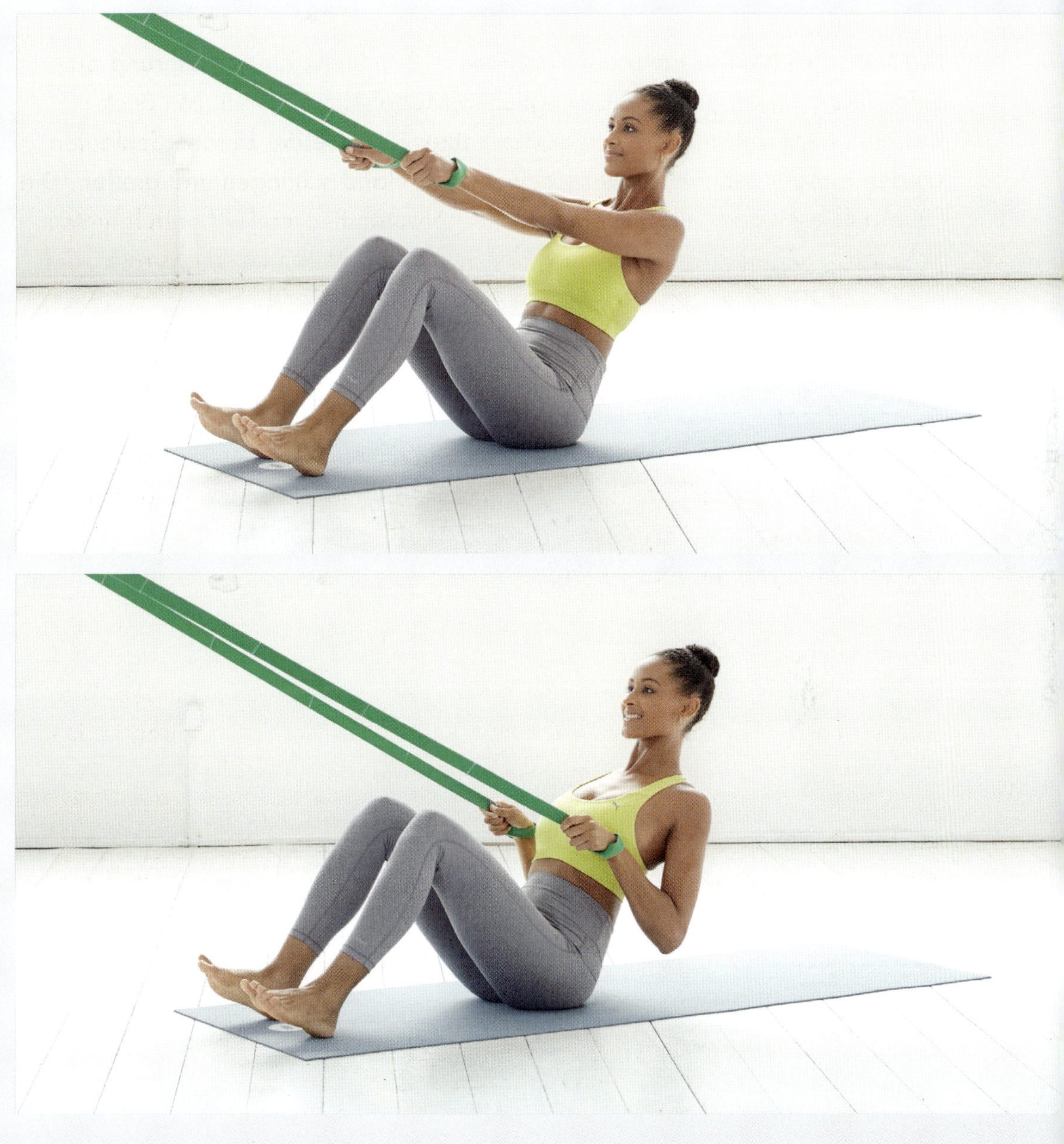

FIXED BAND LAT-PULL-DOWN

Ausgangsposition

Die Mitte des Bandes etwa auf Kopfhöhe z. B. mithilfe einer Halterung an einer Türe oder an einem unbeweglichen Möbelstück fixieren. Mit Blick in Richtung der Fixierung aufrecht auf den Boden knien und einen Fuß nach vorn aufstellen. Je eine der beiden Schlaufen an den Bandenden um die linke bzw. rechte Hand schlingen und greifen. Den Oberkörper mit geradem Rücken leicht nach vorne beugen. Der Kopf bleibt in Verlängerung der Wirbelsäule. Die Arme sind in Richtung der Befestigung nach oben gestreckt. Das Band ist leicht gespannt.

Ausführung

In dieser Haltung beide Hände in Richtung der Schultern ziehen. Die Ellenbogen dabei nach außen stellen. Die Schulterblätter aktiv zusammenziehen. Die Arme bewusst langsam mit dem Zug des Bandes wieder in die Ausgangsposition zurückführen. Bei mehreren Sätzen das linke und das rechte Bein im Wechsel vorne aufstellen.
Wiederholungen: Je Satz 12–15

Wichtig

Das Brustbein während der Zugbewegung nach vorne oben schieben. Die Schultern nicht zu den Ohren hochziehen. Den Bauch aktiv anspannen. Der Fokus liegt auf dem breiten Rückenmuskel.

Variation 1

Einen Stab dazunehmen. Die Schlaufen der beiden Bandenden auffädeln und die Hände innerhalb der Schlaufen positionieren. Den Stab dabei deutlich breiter als schulterbreit greifen und vor dem Gesicht bis auf Kinnhöhe herunterziehen.

Variation 2

Beidbeinig knien und mit dem Gesäß auf die Fersen absetzen. Den Oberkörper wie in der Grundübung leicht nach vorne neigen und dieselben Bewegungen ausführen.

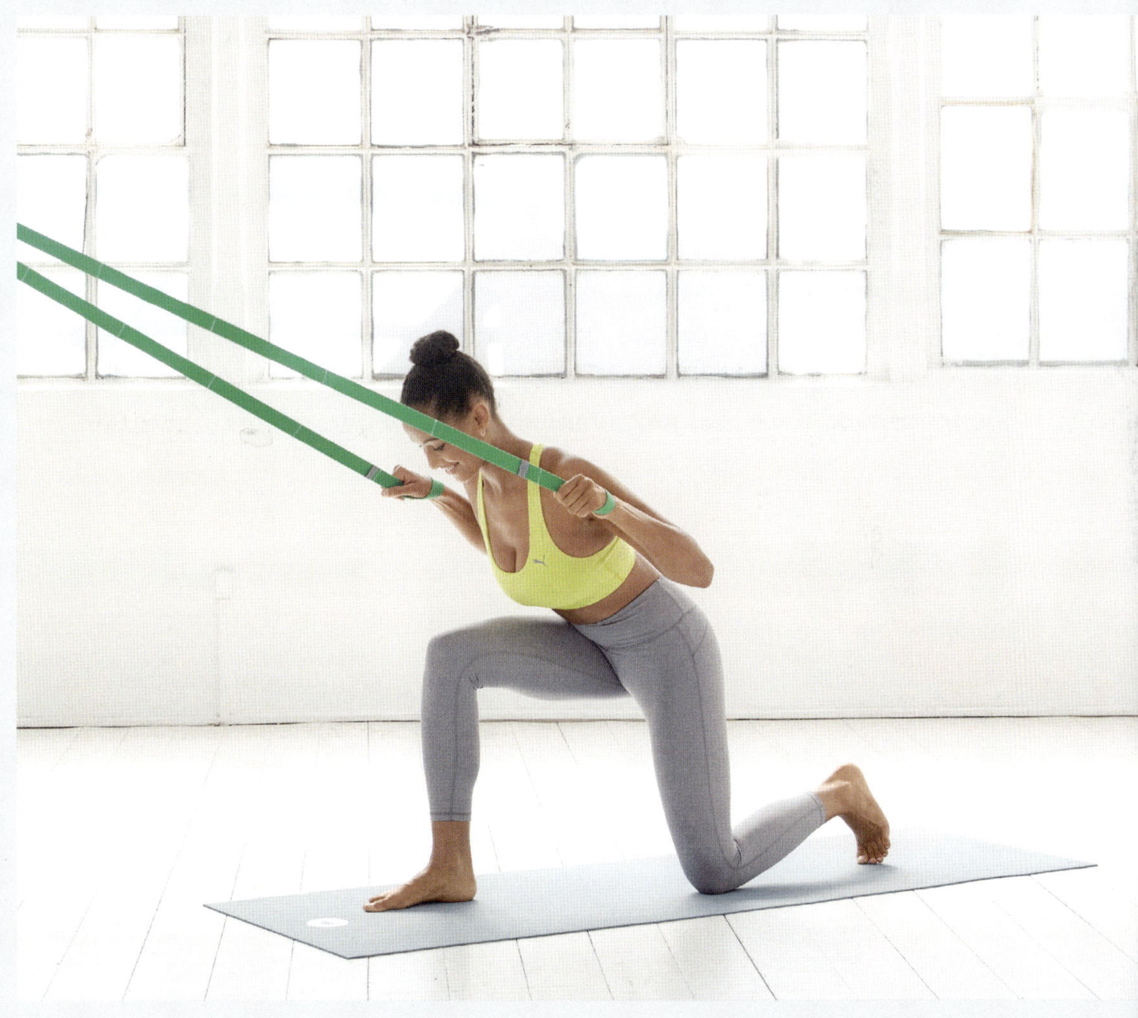

FIXED BAND ROW

Ausgangsposition

Die Mitte des Bandes etwa auf Bauchhöhe z. B. mithilfe einer Halterung an einer Türe oder an einem unbeweglichen Möbelstück fixieren. Je eine der beiden Schlaufen an den Bandenden um die linke bzw. rechte Hand schlingen und greifen. Die Handflächen zeigen zueinander. Mit Blick in Richtung der Fixierung aufrecht und etwa schulterbreit aufstellen und in eine leichte Kniebeuge gehen. Die Arme nach vorne strecken. Der Blick geht gerade aus. Das Band ist leicht gespannt.

Ausführung

Aus dieser Position beide Arme beugen und in Richtung des Bauches ziehen. Die Ellenbogen eng am Körper entlangführen, bis die Hände den Körper berühren. Dabei die Schultern bewusst zurücknehmen und die Schulterblätter aktiv zusammenziehen. Die Arme langsam und gleichmäßig mit dem Zug des Bandes wieder in die Ausgangsposition zurückführen.
Wiederholungen: Je Satz 12–15

Wichtig

Den Bauch aktiv anspannen. Im Oberkörper aufrecht und stabil bleiben. Der Fokus liegt auf der oberen Rückenmuskulatur.

Variation 1

Die Übung in Schrittstellung und einarmig ausführen. Wenn sich das Band in der linken Hand befindet, steht der rechte Fuß vorn, und umgekehrt. Der passive Arm ruht jeweils auf dem Oberschenkel. Im Oberkörper stabil bleiben und nicht mitrotieren.

Variation 2

Einen Stab dazunehmen. Die Schlaufen der beiden Bandenden auffädeln und die Hände innerhalb positionieren. Den Stab dabei schulterbreit greifen und bis an den Bauch ziehen.

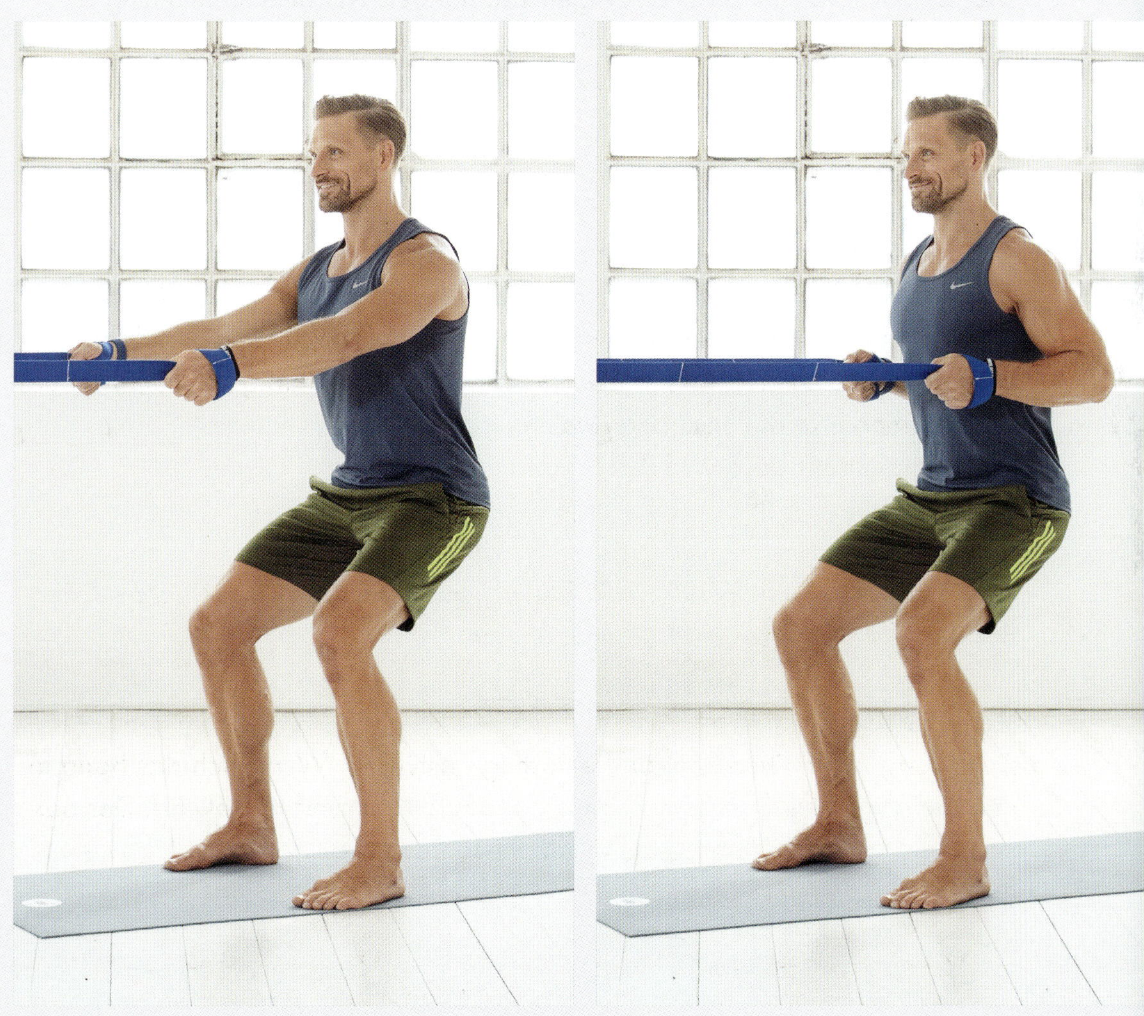

FIXED BAND ROW SITTING

Ausgangsposition

Die Mitte des Bandes etwa auf Kniehöhe z. B. mithilfe einer Halterung an einer Türe oder an einem unbeweglichen Möbelstück fixieren. Mit Blick in Richtung der Fixierung mit geradem Rücken auf den Boden setzen. Je eine der beiden Schlaufen an den Bandenden um die linke bzw. rechte Hand schlingen und greifen. Die Füße sind leicht aufgestellt. Die Arme sind parallel zum Boden nach vorne gestreckt. Der Blick ist nach vorne gerichtet. Das Band ist leicht gespannt.

Ausführung

Aus dieser Position beide Arme beugen und in Richtung des Bauches ziehen. Die Ellenbogen eng am Körper entlangführen, bis die Hände den Körper berühren. Dabei die Schultern bewusst nach hinten nehmen und die Schulterblätter aktiv zusammenziehen. Die Arme langsam und gleichmäßig mit dem Zug des Bandes wieder in die Ausgangsposition zurückführen.
Wiederholungen: Je Satz 12–15

Wichtig

Den Bauch aktiv anspannen. Im Oberkörper aufrecht bleiben. Der Fokus liegt auf der oberen Rückenmuskulatur.

Variation

Das Band nicht fixieren, sondern um die Fußsohlen legen. Die Übung mit gestreckten Beinen ausführen. Mit den Händen die Schlaufen so greifen dass das Band in der Ausgangsposition leicht gespannt ist.

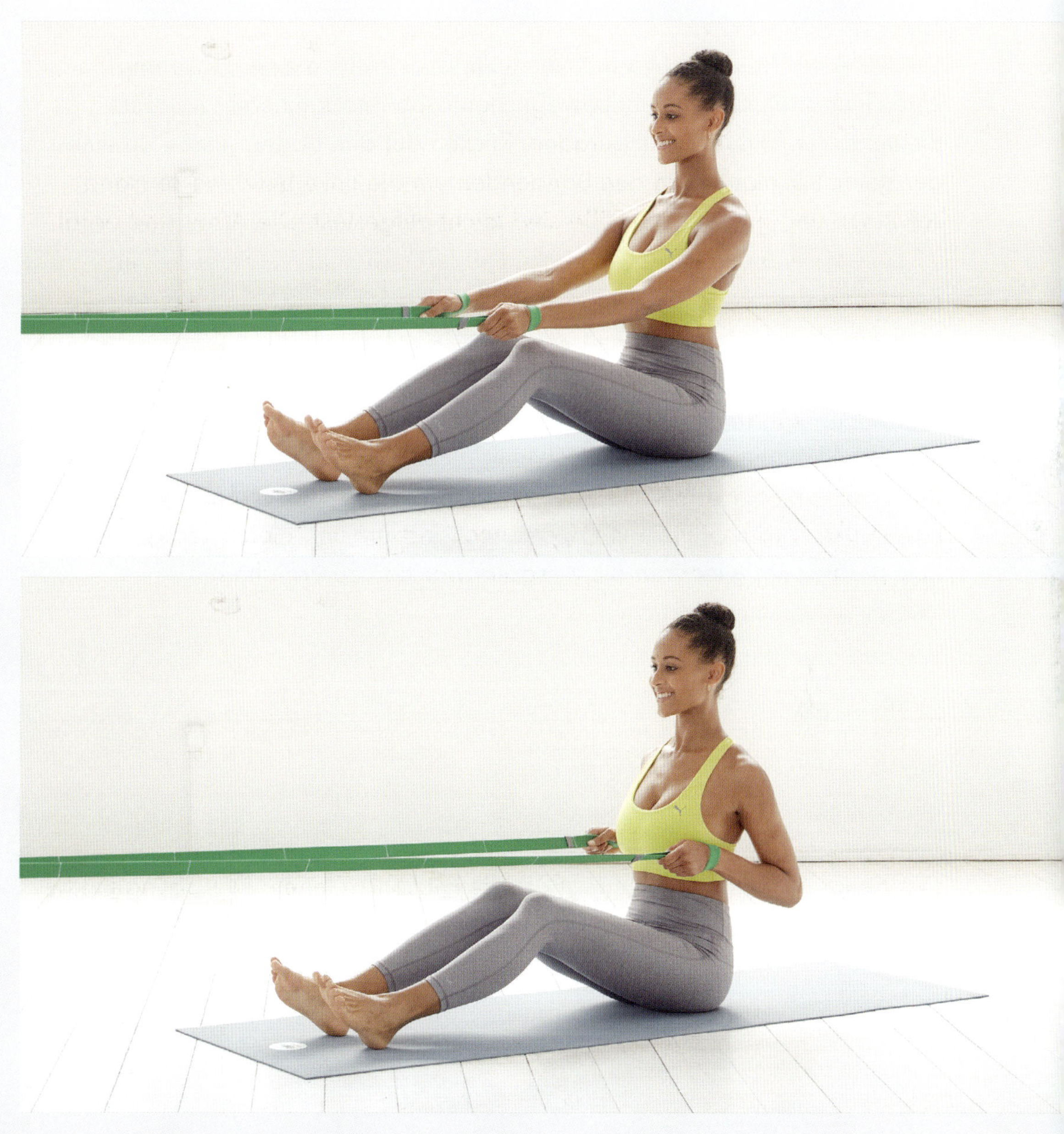

ROW

Ausgangsposition

In hüftbreitem Stand beidbeinig mittig auf das Band stellen. Den Oberkörper mit geradem Rücken nach vorne neigen, bis er etwa parallel zum Boden ist. Die Beine leicht beugen. Die Arme hängen lassen und zum Boden schauen. Das Band links und rechts nahe der Füße aufnehmen. Den Oberkörper wieder in die waagerechte Position bringen, sodass das Band leicht gespannt ist.

Ausführung

In dieser Haltung beide Arme beugen und in Richtung des Bauches ziehen. Die Ellenbogen eng am Körper entlangführen, bis die Hände den Körper berühren. Die Schulterblätter dabei aktiv zusammenziehen. Die Arme langsam und gleichmäßig mit dem Zug des Bandes wieder nach unten absenken.
Wiederholungen: Je Satz 12–15

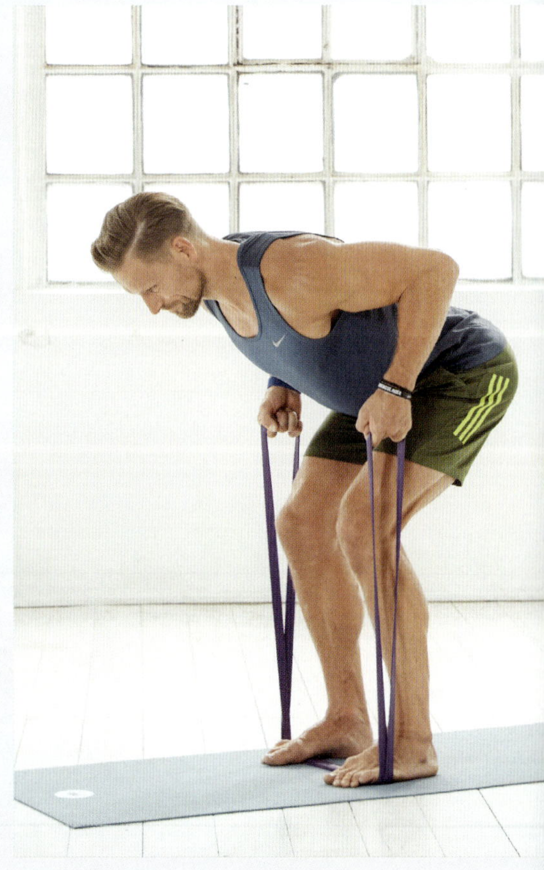

Wichtig

Den Bauch aktiv anspannen. Das Becken bewusst nach hinten schieben. Den Rücken gerade halten. Der Fokus liegt auf der Rückenmuskulatur.

SUPERMAN

Ausgangsposition

Auf den Bauch legen und das Band etwas breiter als schulterbreit greifen. Die Fußspitzen sind auf dem Boden aufgestellt. Den Oberkörper samt Kopf leicht vom Boden anheben. Die Arme nach vorne strecken. Der Blick ist zum Boden gerichtet. Das Band ist leicht gespannt.

Ausführung

In dieser Haltung beide Arme beugen und die Ellenbogen seitlich bis an den Körper heranziehen. Das Band dabei bis auf Kinnhöhe vor dem Gesicht entlangführen. Die Arme von dort wieder langsam nach vorne strecken. Das Band dabei durchgehend unter Spannung halten.
Wiederholungen: Je Satz 15–20

Wichtig

Die Bauchspannung durchgehend halten. Darauf achten, mit den Ellenbogen beim Heranziehen nicht nach oben auszuweichen.

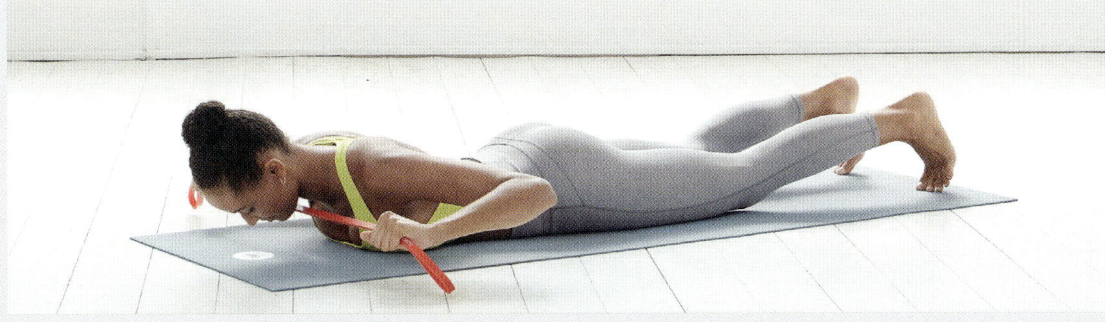

PULL-UPS

Ausgangsposition

Das Band als Schlaufe an einer (Klimmzug-)Stange befestigen. Im Obergriff etwas breiter als schulterbreit an die Stange hängen. Mit beiden Füßen in das Band steigen oder beidbeinig in die Schlinge knien.

Ausführung

Aus der Kraft des Rückens nach oben ziehen, bis das Kinn die Stange berührt. Langsam wieder absenken, bis die Arme wieder vollständig gestreckt sind.

Wiederholungen: Je Satz 8–12

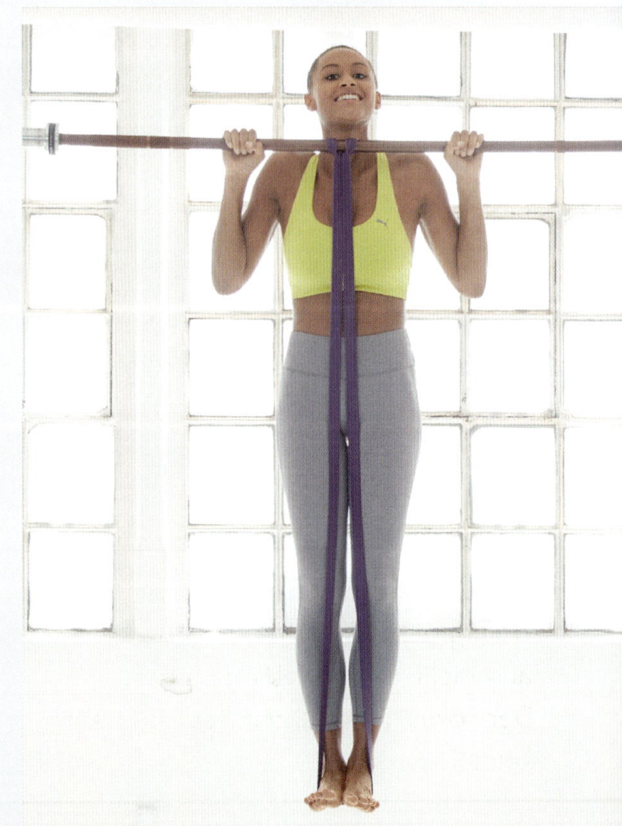

Wichtig

Die Schultern stabil halten und vor allem beim Absenken nicht zu den Ohren ziehen. Der Fokus liegt auf dem breiten Rückenmuskel.

STANDING PULL-OVER

Ausgangsposition

Die Mitte des Bandes mindestens auf Kopfhöhe z. B. mithilfe einer Halterung an einer Türe oder an einem unbeweglichen Möbelstück fixieren. Mit Blick in Richtung der Fixierung etwa hüftbreit hinstellen. Die Schlaufen an den beiden Bandenden greifen. Den Oberkörper mit geradem Rücken leicht nach vorne neigen. Die Arme sind vor dem Körper etwa auf Schulterhöhe angehoben und leicht gebeugt. Die Schultern bewusst nach hinten drücken. Der Bauch ist angespannt. Der Blick ist schräg nach unten gerichtet.

Ausführung

In dieser Haltung beide Arme seitlich zum Oberschenkel ziehen. Die Arme bleiben dabei leicht gebeugt. Sobald die Hände den Oberschenkel berührt haben, die Arme wieder langsam mit dem Zug des Bandes nach oben in die Ausgangsposition zurückführen.
Wiederholungen: Je Satz 12–15

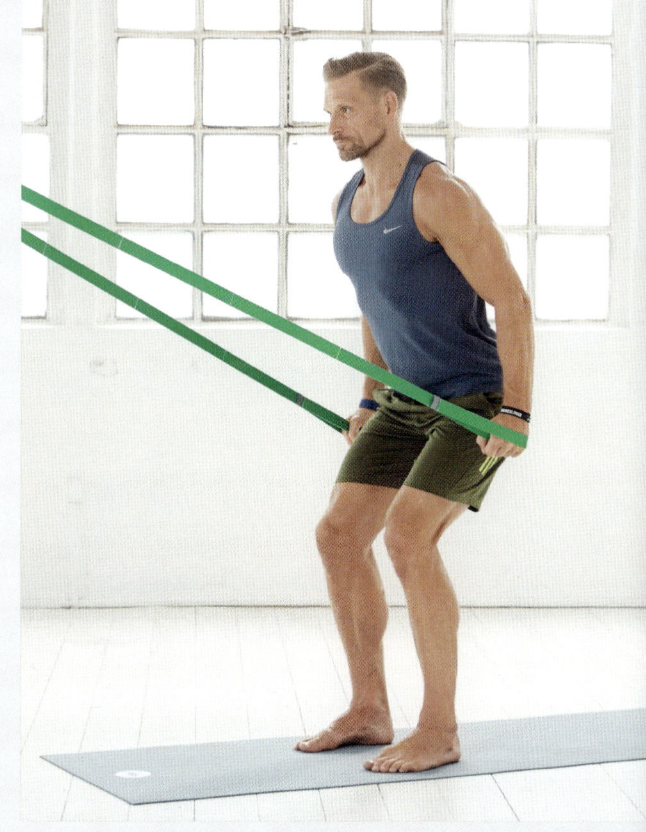

Wichtig

Den Rücken gerade lassen. Die Schultern währen der gesamten Übung aktiv hinten unten halten und nicht zu den Ohren ziehen. Der Fokus liegt auf der Rückenmuskulatur.

ÜBUNGEN FÜR DIE SCHULTERN

SHOULDER PRESS

Ausgangsposition

Aufrecht und schulterbreit mittig auf das Band stellen. Die Schlaufen an den beiden Bandenden greifen. Die Arme seitlich angewinkelt hochnehmen, sodass sich die Hände etwa auf Kinnhöhe befinden und die Unterarme senkrecht zur Decke zeigen. Die Handflächen nach vorne drehen. Der Blick geht geradeaus. Das Band ist leicht gespannt.

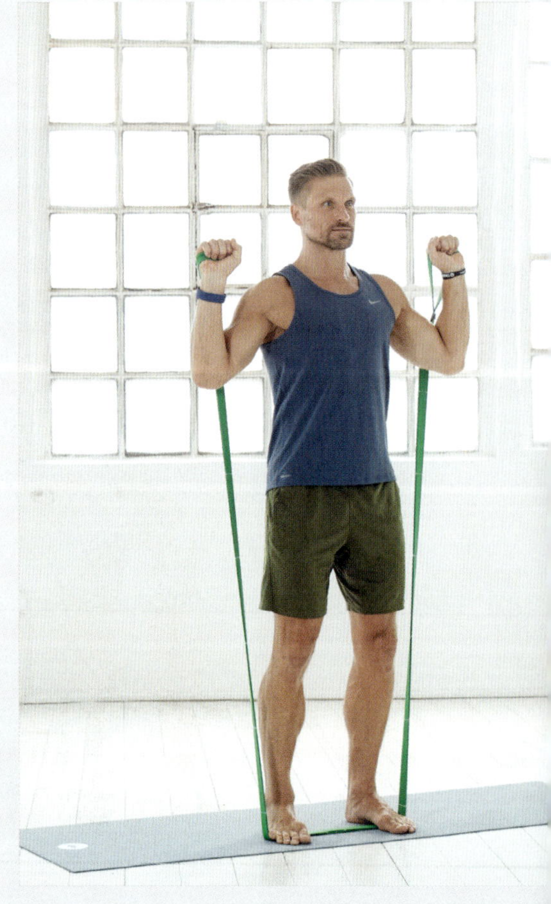

Ausführung

Aus dieser Position beide Arme nach oben strecken. Die Oberarme sind in der Endposition eng an den Ohren. Von dort die Arme wieder langsam mit dem Zug des Bandes in die Ausgangsstellung absenken.
Wiederholungen: Je Satz 12–15

Wichtig

Den Bauch fest angespannt halten. Die Schultern nicht zu den Ohren ziehen. Das Becken leicht nach vorne kippen, um ein Hohlkreuz zu vermeiden. Der Fokus liegt auf der Schultermuskulatur.

Variation 1

Einen Stab dazunehmen. Nach dem Einfädeln der beiden Schlaufen den Stab etwas breiter als schulterbreit greifen.

Variation 2

Die Übung einarmig sowie aufrecht auf dem Band kniend ausführen. Den passiven Arm locker hängen lassen. Während der Drückbewegung dabei nicht mit dem Oberkörper seitlich ausweichen.

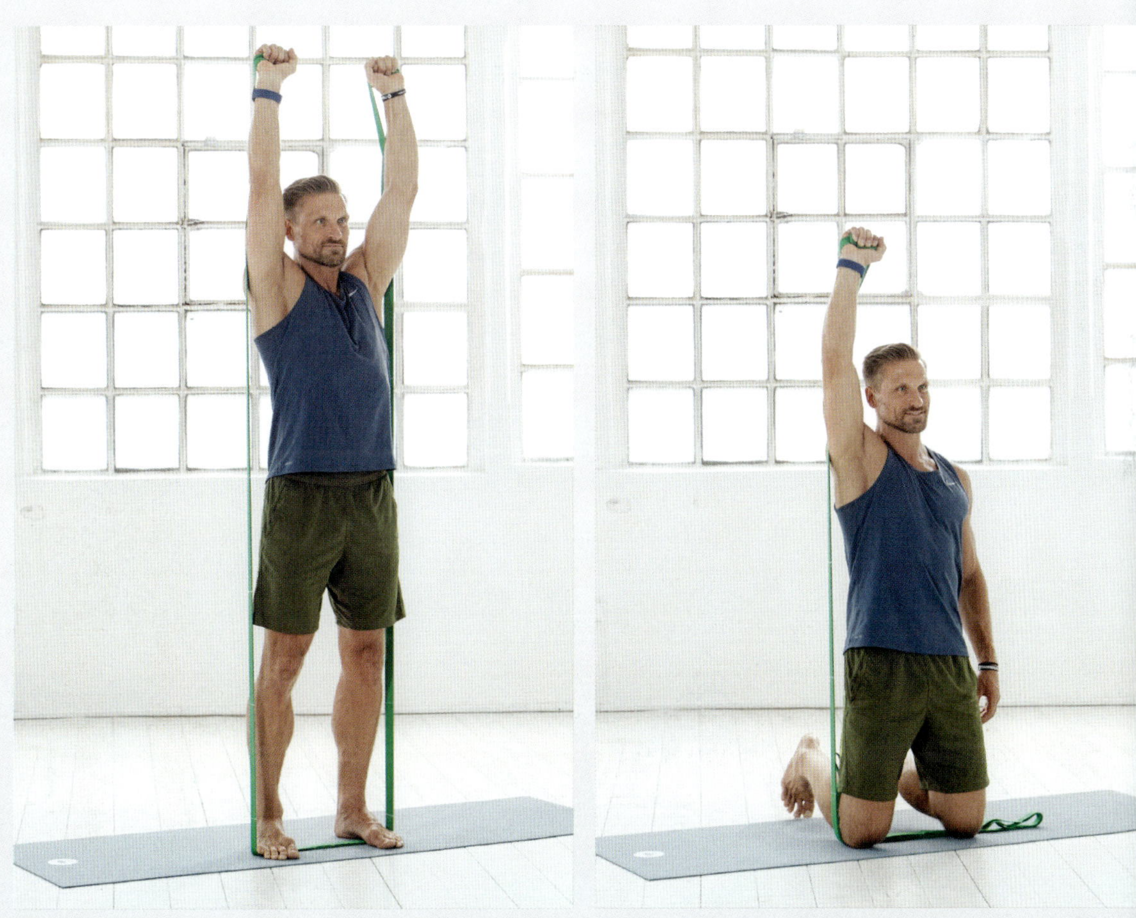

LATERAL RAISES

Ausgangsposition

Aufrecht und schulterbreit mittig auf das Band stellen. Die Schlaufen an den beiden Bandenden greifen. Die Arme sind leicht angewinkelt und minimal seitlich vom Körper abgehoben. Die Handflächen zeigen dabei zu den Oberschenkeln. Der Blick ist nach vorne gerichtet. Das Band ist leicht gespannt.

Ausführung

Aus dieser Position beide Arme seitlich bis auf Schulterhöhe anheben. Die Ellenbogen bleiben dabei leicht gebeugt. Bewusst langsam mit dem Zug des Bandes wieder in die Ausgangsstellung absenken.
Wiederholungen: Je Satz 12–15

Wichtig

Den Bauch fest angespannt halten. Die Schultern nicht zu den Ohren ziehen. Das Becken leicht nach vorne kippen, um ein Hohlkreuz zu vermeiden. Der Fokus liegt auf der Schultermuskulatur.

Variation

Die Übung einarmig ausführen. Den passiven Arm jeweils locker hängen lassen. Während der Seithebe-Bewegung mit dem Oberkörper nicht seitlich ausweichen.

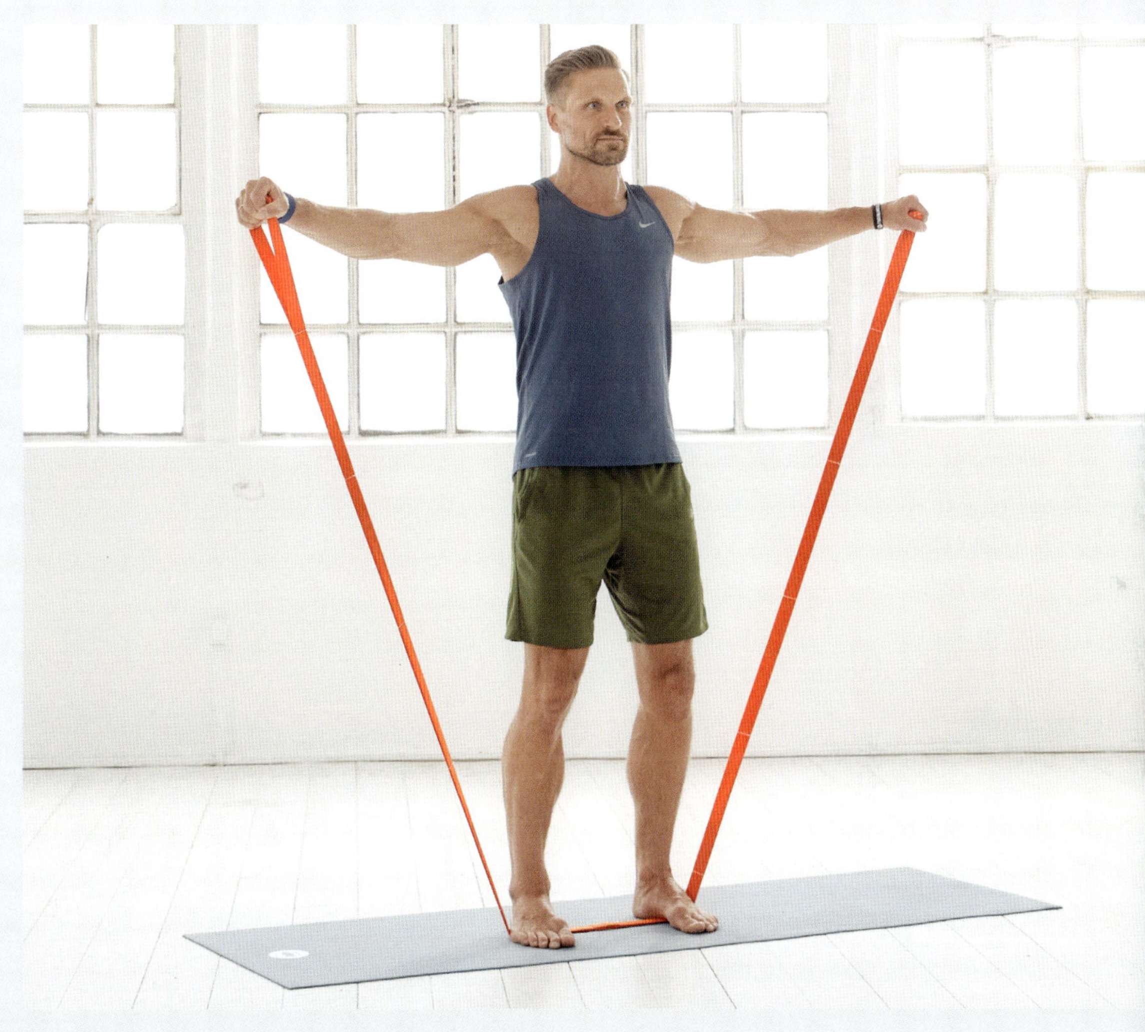

FRONT RAISES

Ausgangsposition

Aufrecht und schulterbreit mit beiden Füßen mittig auf das Band stellen. Die Schlaufen der beiden Bandenden greifen. Die Arme gestreckt frontal vor den Oberschenkeln halten. Die Handflächen zeigen dabei zu den Oberschenkeln. Der Blick ist nach vorne gerichtet. Das Band ist leicht gespannt.

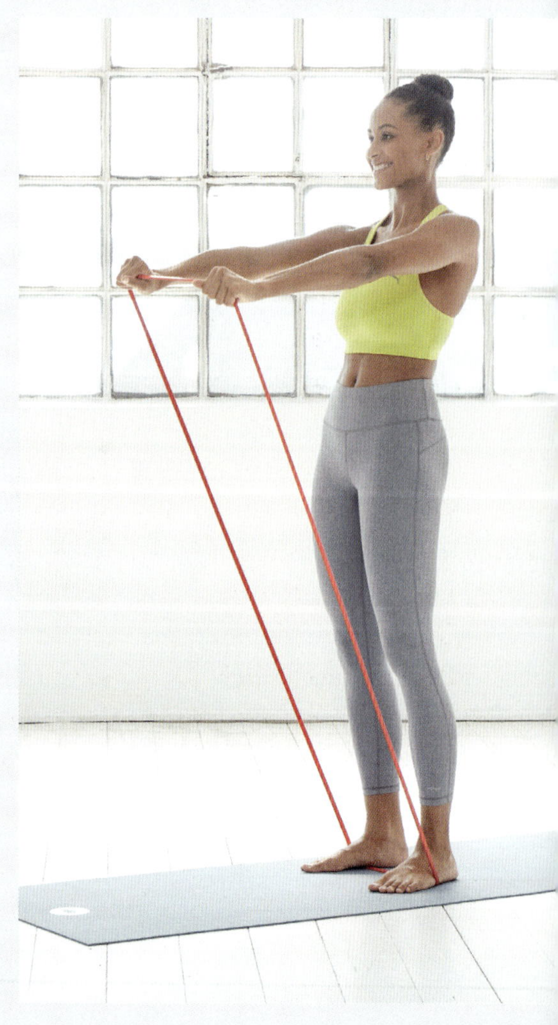

Ausführung

Aus dieser Position beide Arme vor dem Körper bis auf Schulterhöhe anheben. Die Arme bleiben dabei gestreckt. Bewusst langsam mit dem Zug des Bandes wieder in die Ausgangsstellung absenken.

Wiederholungen: Je Satz 12–15

Wichtig

Den Bauch fest angespannt halten. Die Schultern nicht zu den Ohren ziehen. Das Becken leicht nach vorne kippen, um ein Hohlkreuz zu vermeiden. Der Fokus liegt auf der Schultermuskulatur.

EXTERNAL

Ausgangsposition

Aufrecht und hüftbreit hinstellen. Das Band etwa schulterbreit greifen. Die Handflächen zeigen dabei nach oben. Die Oberarme sind seitlich am Körper angelegt. Die Arme sind im 90-Grad-Winkel gebeugt. Der Blick ist nach vorne gerichtet. Das Band ist leicht gespannt.

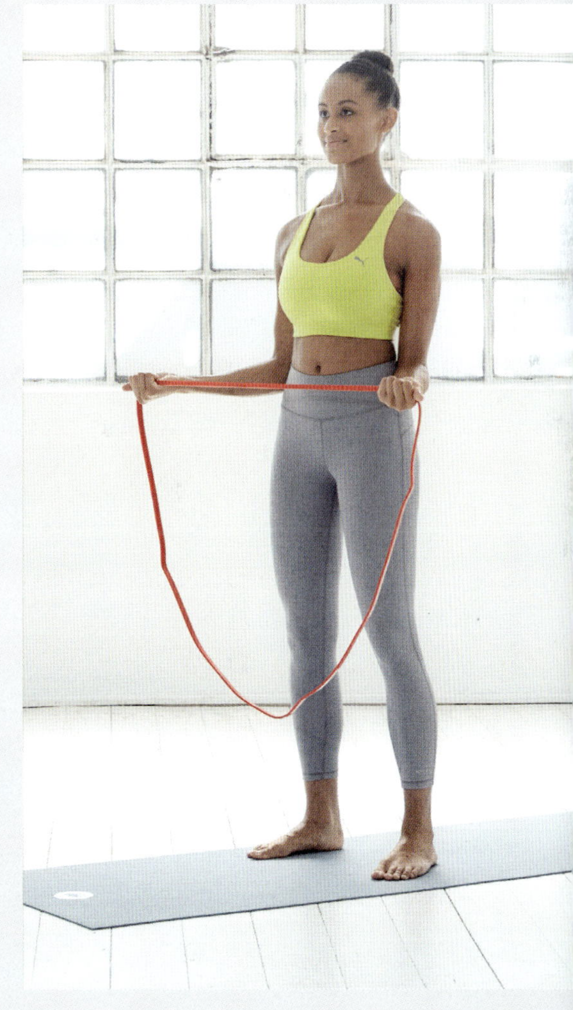

Ausführung

Aus dieser Position beide Unterarme nach außen drehen. Dabei bleiben die Oberarme seitlich am Körper fixiert. Die Schulterblätter aktiv hinten zusammenziehen. Die Unterarme bewusst langsam mit dem Zug des Bandes wieder in die Ausgangsstellung zurückführen.
Wiederholungen: Je Satz 15–20

Wichtig

Die Schultern nicht zu den Ohren ziehen. Den Bauch fest angespannt halten. Das Becken leicht nach vorne kippen, um ein Hohlkreuz zu vermeiden. Der Fokus liegt auf der Schultermuskulatur.

STANDING ROW

Ausgangsposition

Aufrecht und schulterbreit mit beiden Füßen mittig auf das Band stellen. Die Schlaufen des Bandes so greifen, dass das Band mit hängenden Armen leicht gespannt ist oder ein Tube (siehe Fotos rechts) verwenden. Die Arme gestreckt frontal vor den Oberschenkeln halten. Die Handflächen zeigen dabei zu den Oberschenkeln. Der Blick ist nach vorne gerichtet.

Ausführung

Aus dieser Position beide Hände zum Kinn hochziehen. Dabei die Ellenbogen mit nach oben ziehen, sodass sie sich in der Endposition etwa auf Ohrenhöhe befinden. Die Arme bewusst langsam mit dem Zug des Bandes wieder in die Ausgangsstellung absenken.
Wiederholungen: Je Satz 12–15

Wichtig

Die Schultern nicht zu den Ohren ziehen. Den Bauch fest angespannt halten. Das Becken leicht nach vorne kippen, um ein Hohlkreuz zu vermeiden. Der Fokus liegt auf der Schultermuskulatur.

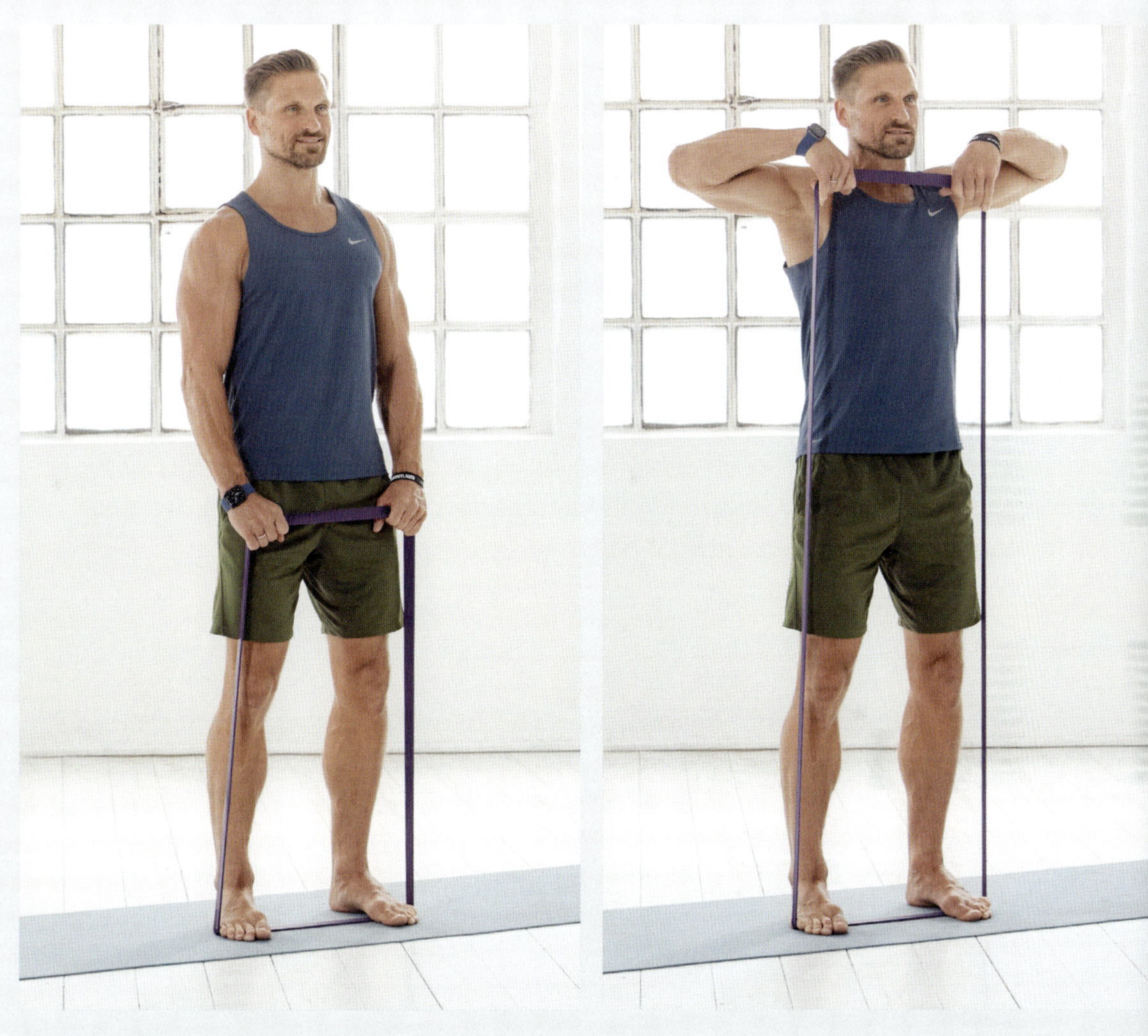

ÜBUNGEN FÜR DEN BIZEPS

BICEPS CURLS

Ausgangsposition

Aufrecht und schulterbreit mit beiden Füßen mittig auf das Band stellen. Die Schlaufen so greifen, dass das Band mit hängenden Armen leicht gespannt ist, oder ein Band mit Griffen (siehe Fotos rechts) verwenden. Die gestreckten Arme hängen seitlich am Körper. Die Handflächen zeigen nach vorne.

Ausführung

Aus dieser Position die Arme beugen und die Hände in Richtung der Schultern ziehen. Die Oberarme bleiben dabei seitlich am Körper fixiert. Die Unterarme bewusst langsam mit dem Zug des Bandes wieder in die Ausgangsstellung absenken.
Wiederholungen: Je Satz 12–15

Wichtig

Im Schultergürtel stabil bleiben und den Oberkörper ruhig halten. Den Bauch fest angespannt halten. Der Fokus liegt auf dem Bizeps.

Variation 1

Einen Stab dazunehmen. Nach dem Auffädeln der Schlaufen innerhalb des Bandes etwas breiter als schulterbreit von unten greifen.

Variation 2

In der Ausgangsposition mit gestreckten Armen zeigen die Handflächen nach innen zu den Oberschenkeln. In der Curl-Bewegung drehen sich die Fäuste eine Vierteldrehung nach außen.

Variation 3

Ausführung als sogenannte »Hammer-Curls«. Die Handflächen zeigen in der Ausgangsposition mit gestreckten Armen nach innen zu den Oberschenkeln. In der Curl-Bewegung bleibt die Handposition unverändert. In der Endposition zeigen die Daumen in Richtung der Schultern.

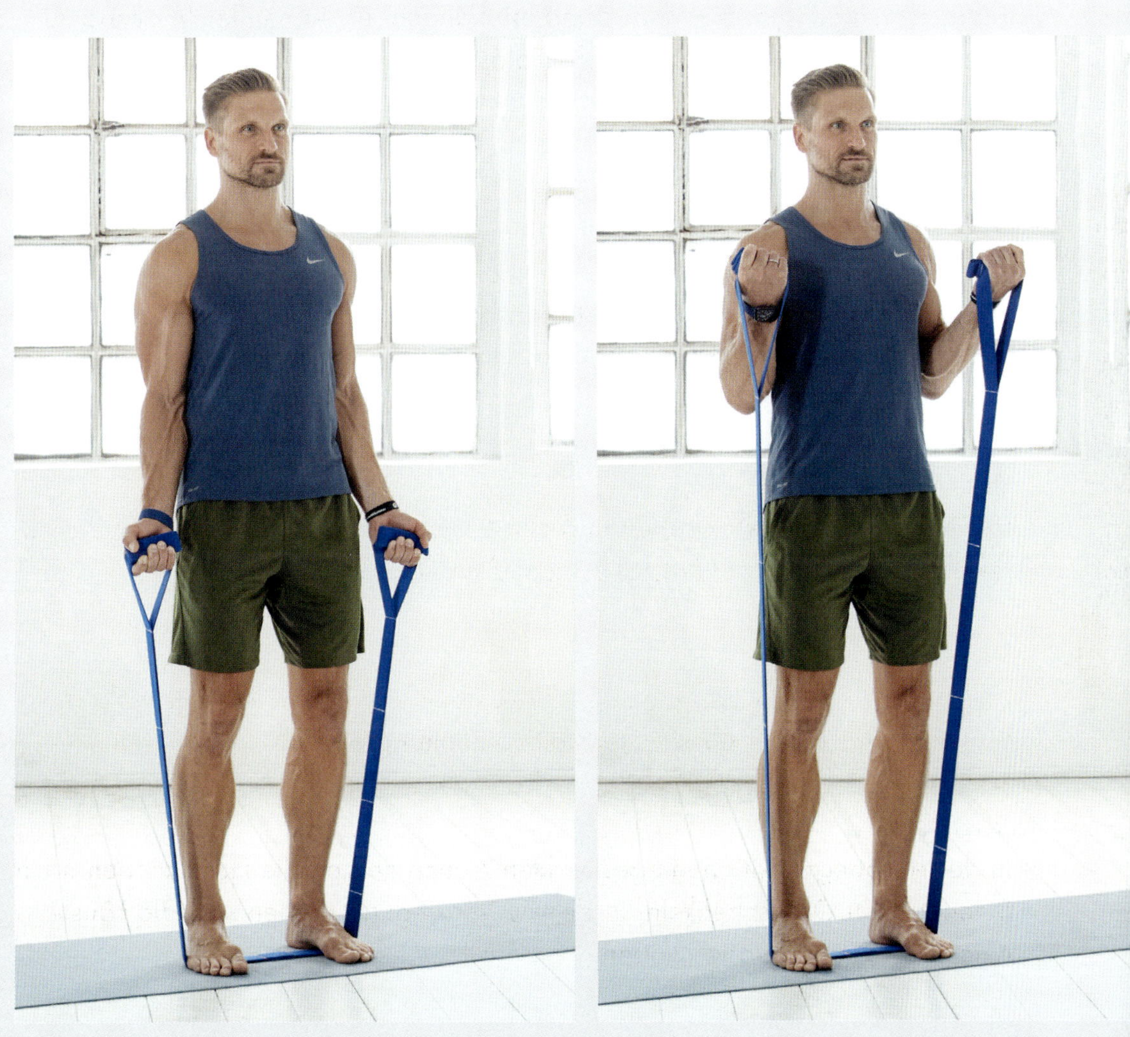

FIXED BAND BICEPS CURLS

Ausgangsposition

Die Mitte des Bandes auf Kopfhöhe z. B. mithilfe einer Halterung an einer Türe oder an einem unbeweglichen Möbelstück fixieren. Mit Blick in Richtung der Fixierung aufrecht und schulterbreit hinstellen. Die Schlaufen (oder Griffe) an den beiden Bandenden von unten greifen. Die Arme vor dem Körper auf Schulterhöhe ausstrecken. Die Handflächen zeigen nach oben. Der Blick ist nach vorne gerichtet. Das Band ist leicht gespannt.

Ausführung

In dieser Haltung die Arme beugen und beide Hände zur Stirn ziehen. Die Oberarme bleiben dabei stabil parallel zum Boden. Sobald die Hände die Stirn berührt haben, die Unterarme wieder bewusst langsam mit dem Zug des Bandes in die Ausgangsposition zurückführen.
Wiederholungen: Je Satz 12–15

Wichtig

Die Schultern nicht zu den Ohren ziehen. Den Bauch fest angespannt halten. Der Fokus liegt auf dem Bizeps.

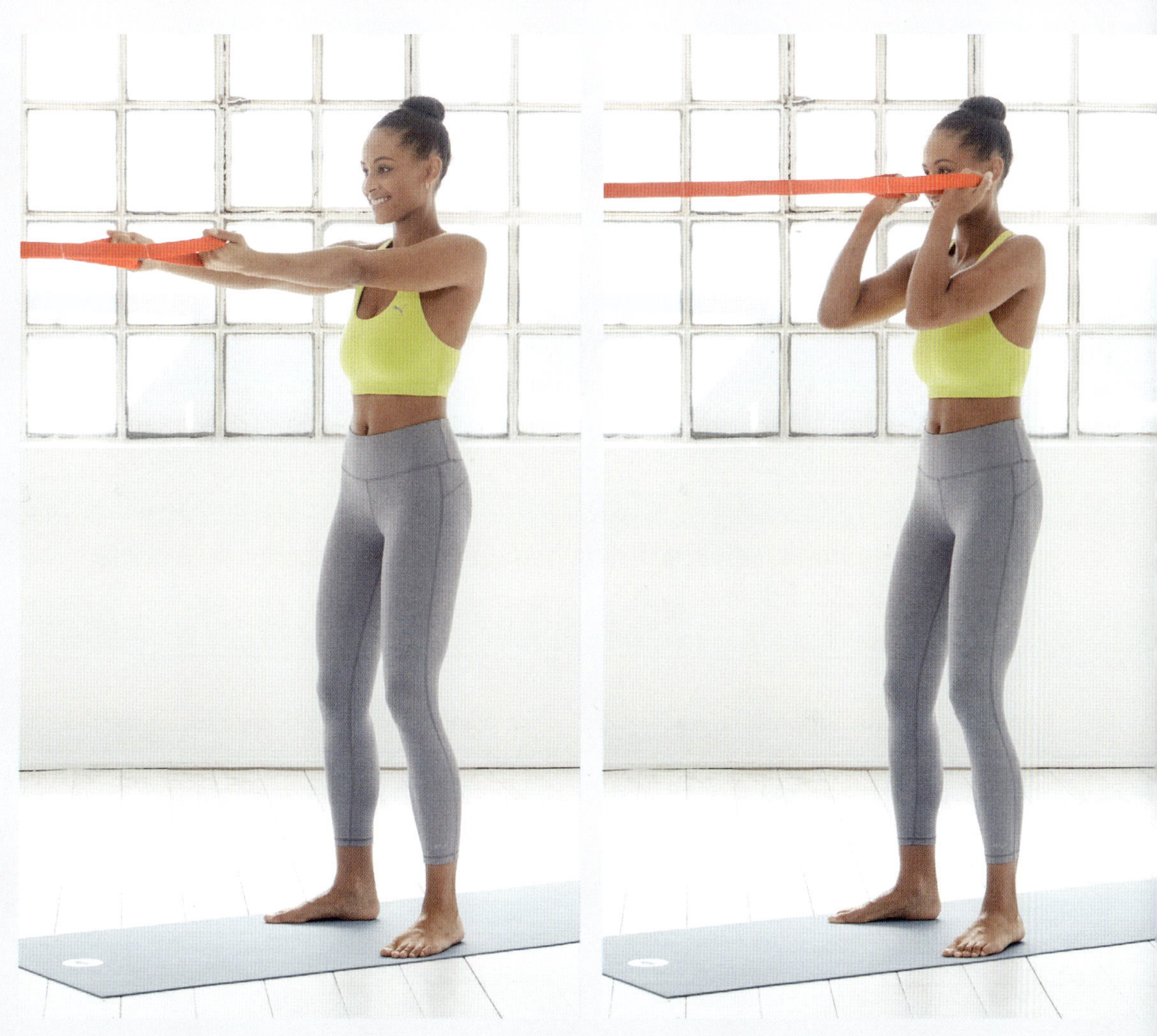

CHIN-UP

Ausgangsposition

Das Band als Schlaufe an einer (Klimmzug-)Stange befestigen. Im Kehrgriff etwas enger als schulterbreit an die Stange hängen. Die Handflächen zeigen zum Gesicht. Mit beiden Füßen in das Band steigen oder beidbeinig in die Schlinge knien.

Ausführung

Aus der Kraft der Arme nach oben ziehen, bis das Kinn die Stange berührt. Bewusst langsam ablassen, bis die Arme wieder vollständig gestreckt sind.
Wiederholungen: Je Satz 8–12

Wichtig

Die Schultern stabil halten und beim Absenken nicht zu den Ohren ziehen. Der Fokus liegt auf dem Bizeps.

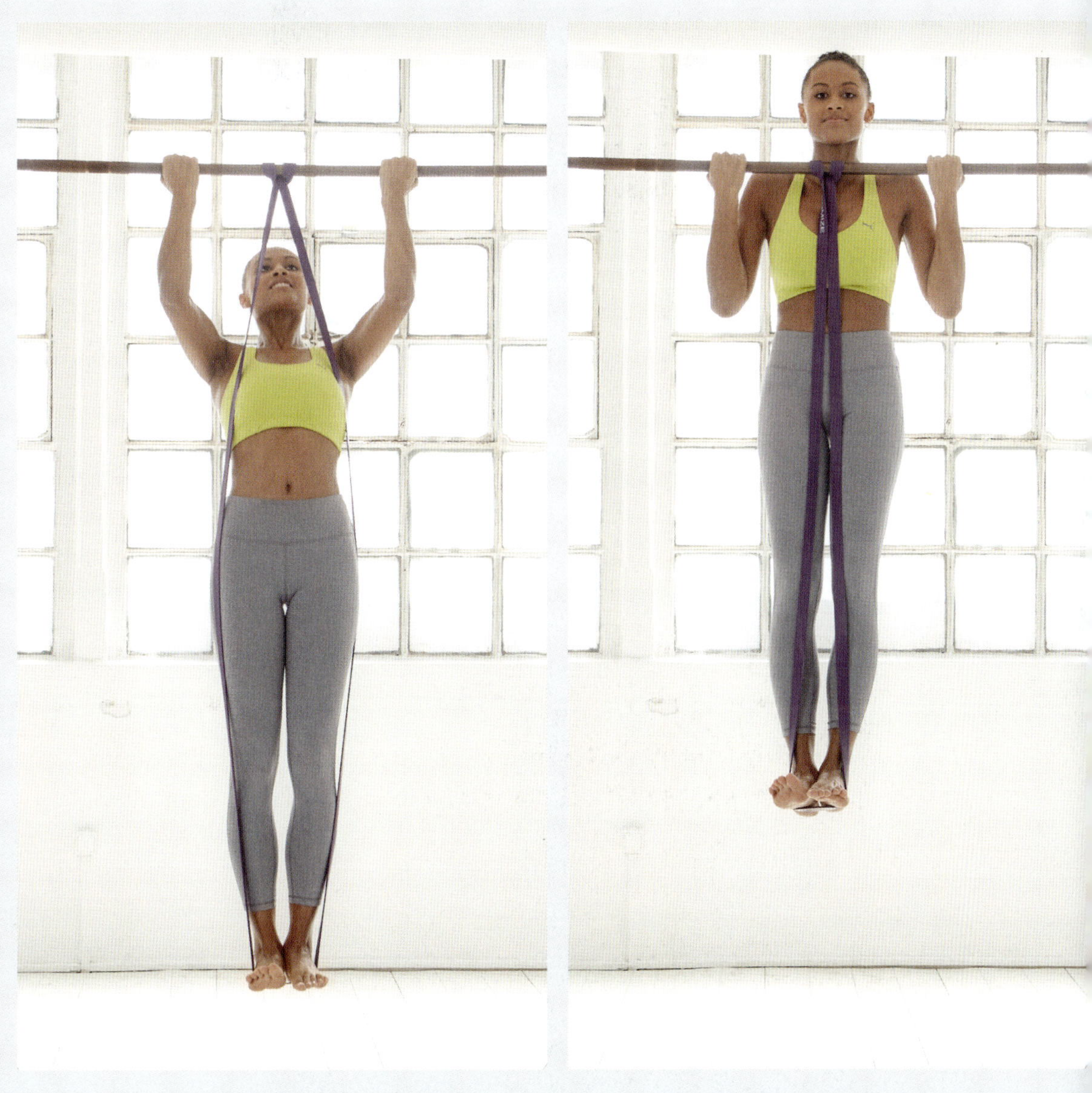

ÜBUNGEN FÜR DEN TRIZEPS

FIXED BAND PUSH-DOWN

Ausgangsposition

Die Mitte des Bandes auf Kopfhöhe z. B. mithilfe einer Halterung an einer Türe oder an einem unbeweglichen Möbelstück fixieren. Mit Blick in Richtung der Fixierung aufrecht und schulterbreit hinstellen. Die Schlaufen der beiden Bandenden greifen. Die Oberarme liegen seitlich am Körper an und die Arme sind im 90-Grad-Winkel gebeugt. Die Handflächen zeigen zueinander. Der Oberkörper ist mit geradem Rücken leicht nach vorne geneigt.

Ausführung

In dieser Haltung die Arme nach unten strecken. Die Oberarme dabei am Körper fixiert halten. Aus der vollständigen Streckung die Unterarme bewusst langsam mit dem Zug des Bandes wieder in die Ausgangsposition zurückführen.

Wiederholungen: Je Satz 12–15

Wichtig

Die Schultern aktiv nach hinten drücken und stabilisieren. Den Bauch fest angespannt halten und im Rücken gerade bleiben. Der Fokus liegt auf dem Trizeps.

Variation

Einen Stab dazunehmen. Die Schlaufen an den Bandenden auffädeln und den Stab innerhalb des Bandes von oben etwa schulterbreit greifen. In der Endposition berührt der Stab die Oberschenkel.

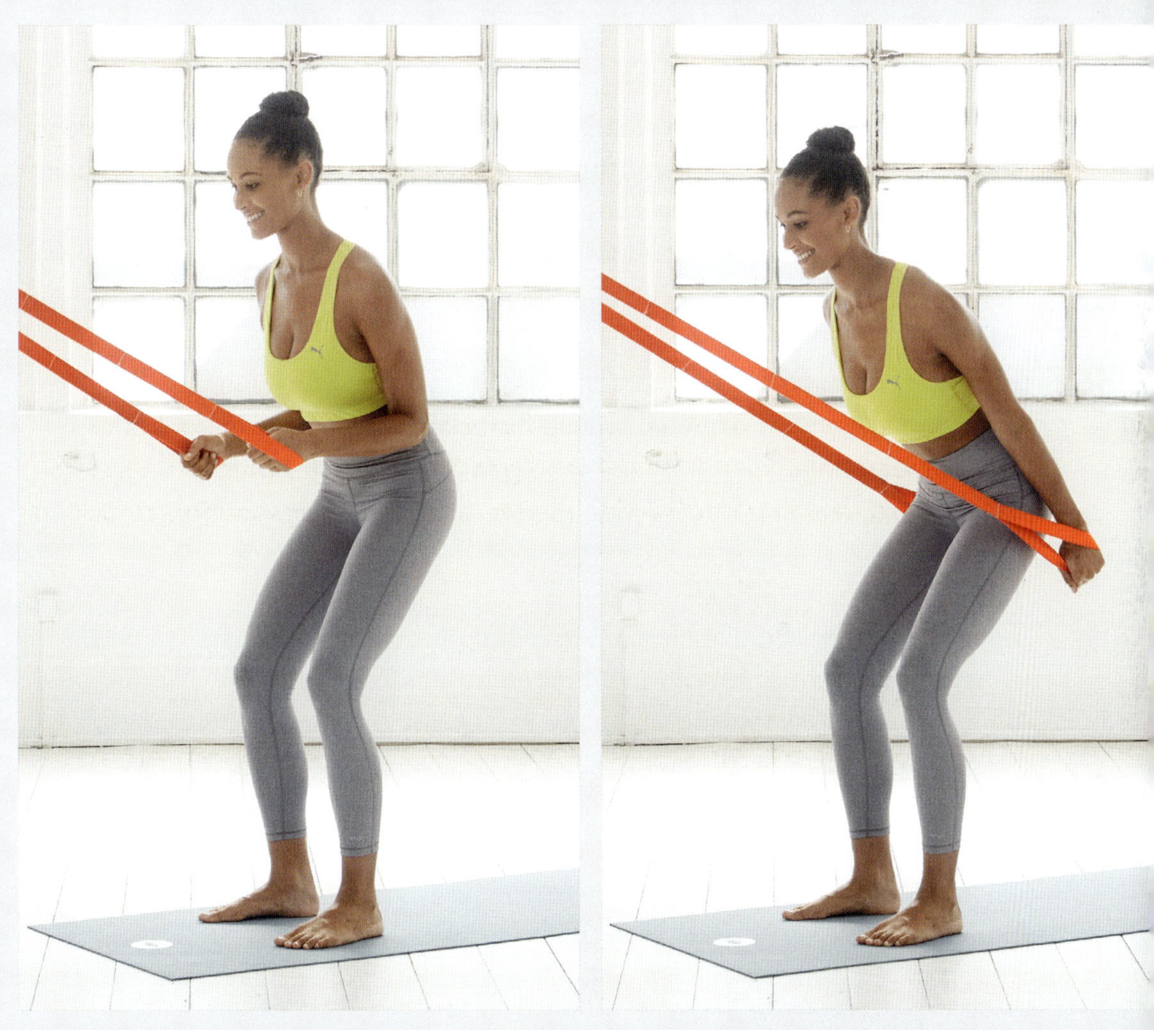

FIXED BAND FRENCH PRESS

Ausgangsposition

Die Mitte des Bandes auf Kopfhöhe z. B. mithilfe einer Halterung an einer Türe oder an einem unbeweglichen Möbelstück fixieren. Mit dem Rücken in Richtung der Fixierung hinstellen. Die Schlaufen an den Bandenden von oben greifen. Schrittstellung einnehmen und den Oberkörper mit geradem Rücken leicht nach vorne neigen. Die Oberarme in Verlängerung des Rückens parallel zu den Ohren heben. Die Fäuste mit den Handflächen zusammennehmen. Die Arme stark anwinkeln, sodass die Handrücken den Hinterkopf berühren.

Ausführung

Aus dieser Position die Arme vollständig strecken. Die Oberarme dabei durchgehend seitlich am Kopf halten. Bewusst langsam mit dem Zug des Bandes die Unterarme wieder an den Hinterkopf zurückführen.
Wiederholungen: Je Satz 12–15

Wichtig

Den Oberkörper leicht nach vorne geneigt gerade und stabil halten und nicht mitwippen. Der Kopf bleibt in Verlängerung des Rückens. Der Fokus liegt auf dem Trizeps.

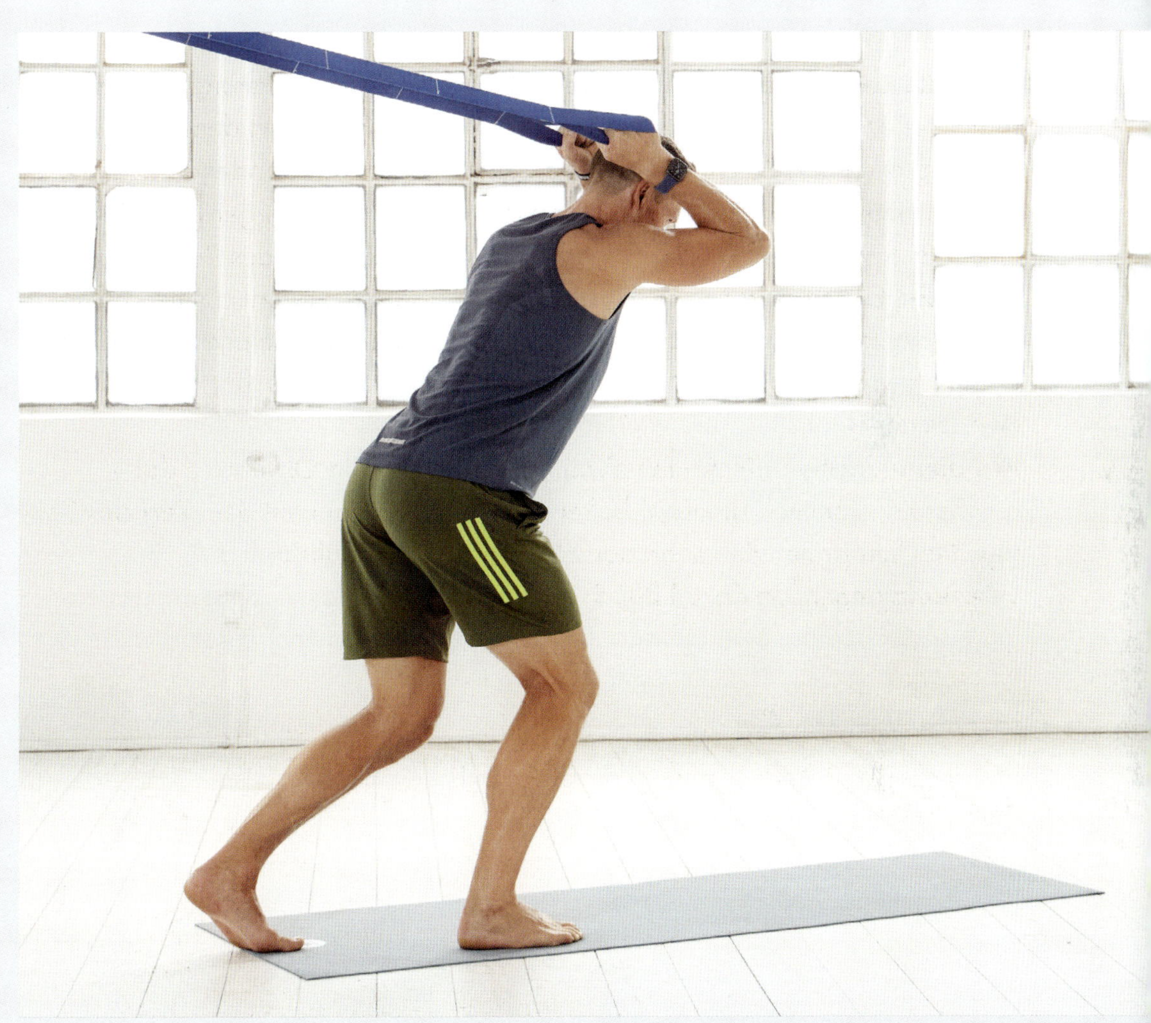

STANDING FRENCH PRESS

Ausgangsposition

Eine leichte Schrittstellung einnehmen. Mit dem hinteren Fuß mittig auf das Band stellen. Die Schlaufen an den Bandenden greifen. Die Arme nach oben ausstrecken. Die Fäuste mit den Handflächen zusammennehmen. Die Arme stark anwinkeln, sodass die Hände am Hinterkopf aufliegen.

Ausführung

Aus dieser Position die Arme vollständig strecken. Die Oberarme dabei durchgehend stabil neben den Ohren halten. Bewusst langsam mit dem Zug des Bandes die Unterarme wieder an den Hinterkopf zurückführen.
Wiederholungen: Je Satz 12–15

Wichtig

Den Bauch fest angespannt halten. Das Becken bewusst nach vorn kippen, um ein Hohlkreuz zu vermeiden. Der Fokus liegt auf dem Trizeps.

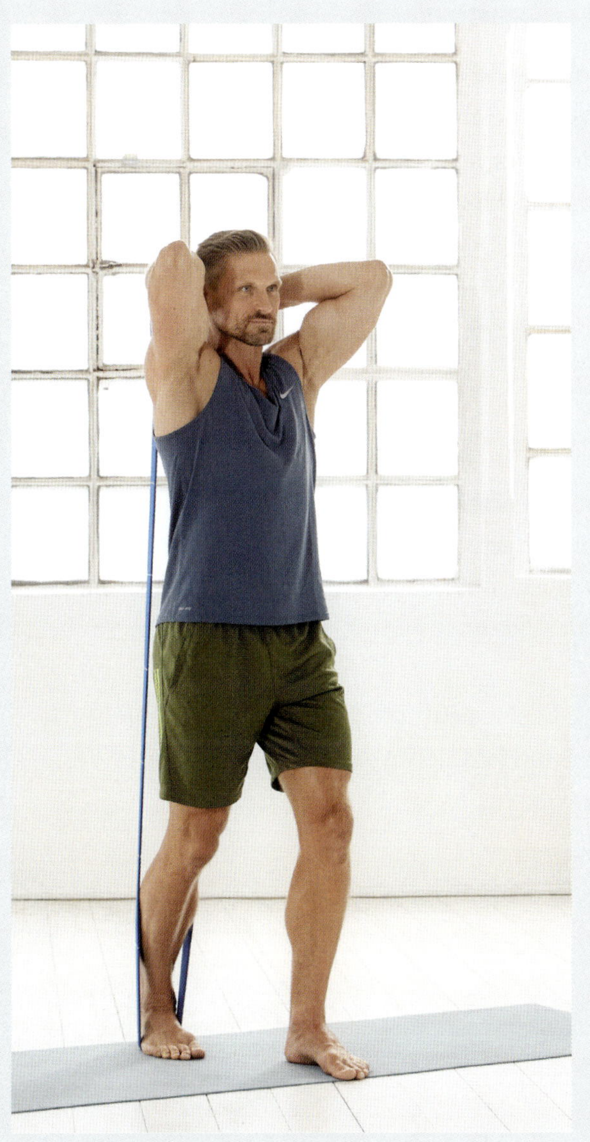

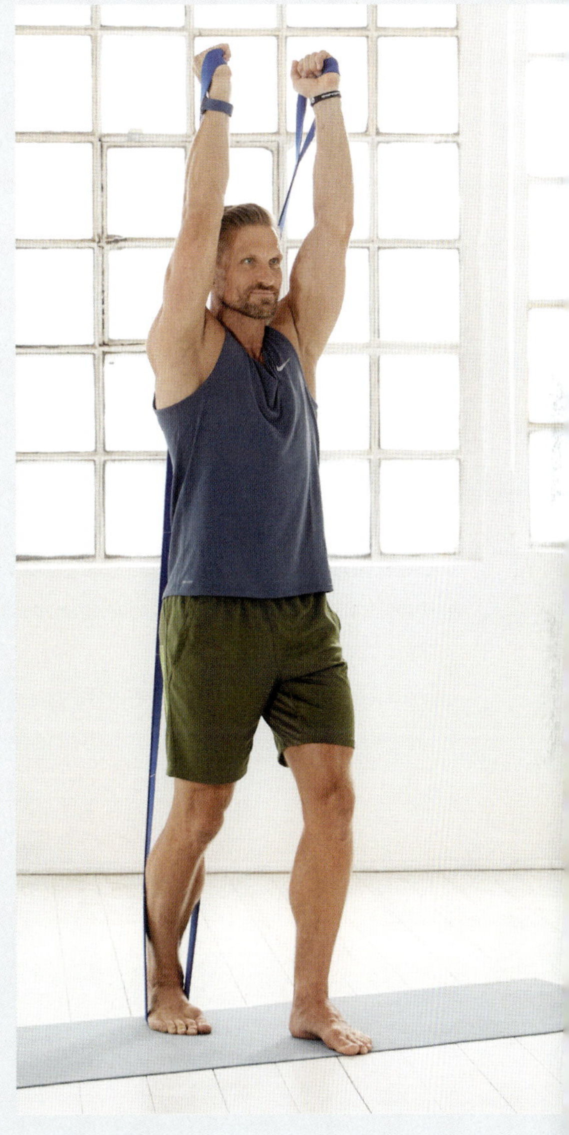

FIXED BAND KICK-BACKS

Ausgangsposition

Die Mitte des Bandes auf Hüfthöhe z. B. mithilfe einer Halterung an einer Türe oder an einem unbeweglichen Möbelstück fixieren. Mit Blick in Richtung der Fixierung hüftbreit hinstellen. Die Schlaufen an den Bandenden greifen. Den Oberkörper mit geradem Rücken nach vorne kippen, bis er etwa parallel zum Boden ist. Die Knie sind leicht gebeugt. Die Oberarme seitlich am Oberkörper fixieren und die Arme im 90-Grad-Winkel beugen. Die Handflächen zeigen zueinander. Der Blick geht zum Boden. Das Band ist leicht gespannt.

Ausführung

In dieser Haltung die Arme nach hinten ausstrecken. Die Oberarme bleiben dabei am Körper fixiert. Aus der vollen Streckung die Unterarme bewusst langsam mit dem Zug des Bandes wieder in die Ausgangsposition zurückführen.
Wiederholungen: Je Satz 12–15

Wichtig

Den Bauch fest angespannt halten. Das Gesäß aktiv nach hinten schieben. Der Rücken bleibt in der waagerechten Position gestreckt. Den Kopf in Verlängerung der Wirbelsäule halten. Der Fokus liegt auf dem Trizeps.

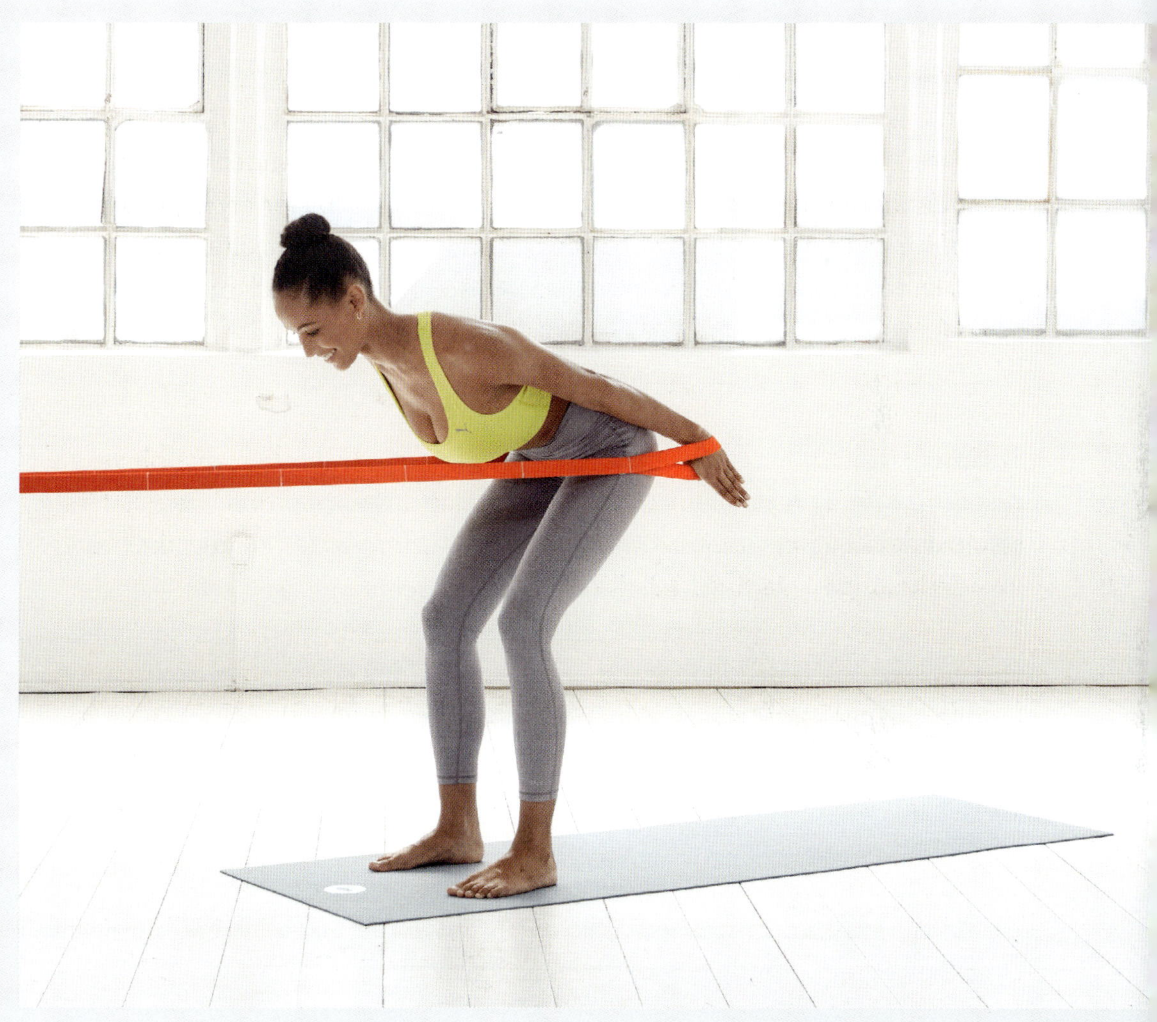

ÜBUNGSKOMBINATIONEN

LUNGES WITH CHEST PRESS

Ausgangsposition

Aus dem hüftbreiten Stand einen Ausfallschritt machen. Das vordere Bein ist leicht gebeugt, der vordere Fuß steht mit der ganzen Sohle auf dem Boden. Das hintere Bein ist gestreckt, die Ferse ist angehoben. Der Oberkörper ist aufrecht. Der Blick ist nach vorn gerichtet. Das Band deutlich breiter als schulterbreit greifen und hinten um die Schulterblätter führen. Die Arme sind etwa im 90-Grad-Winkel gebeugt und seitlich angehoben.

Ausführung

Aus dieser Position das hintere Knie kontrolliert bis knapp über dem Boden absenken. Gleichzeitig die Arme nach vorne drücken, bis sie gestreckt sind. Der Oberkörper bleibt aufrecht, der Blick ist nach vorne gerichtet. Aus der Kraft der Beine langsam wieder nach oben in die Ausgangsposition kommen. Dabei die Arme bewusst langsam mit dem Zug des Bandes wieder in die gebeugte Haltung zurückführen.
Wiederholungen: Je Seite und Satz 12–15

Wichtig

Die Bauchspannung während der gesamten Bewegungsabfolge halten. In der Ausfallschrittbewegung bewusst die Ferse des vorderen Fußes belasten. In der Drückbewegung den Schultergürtel stabil halten.

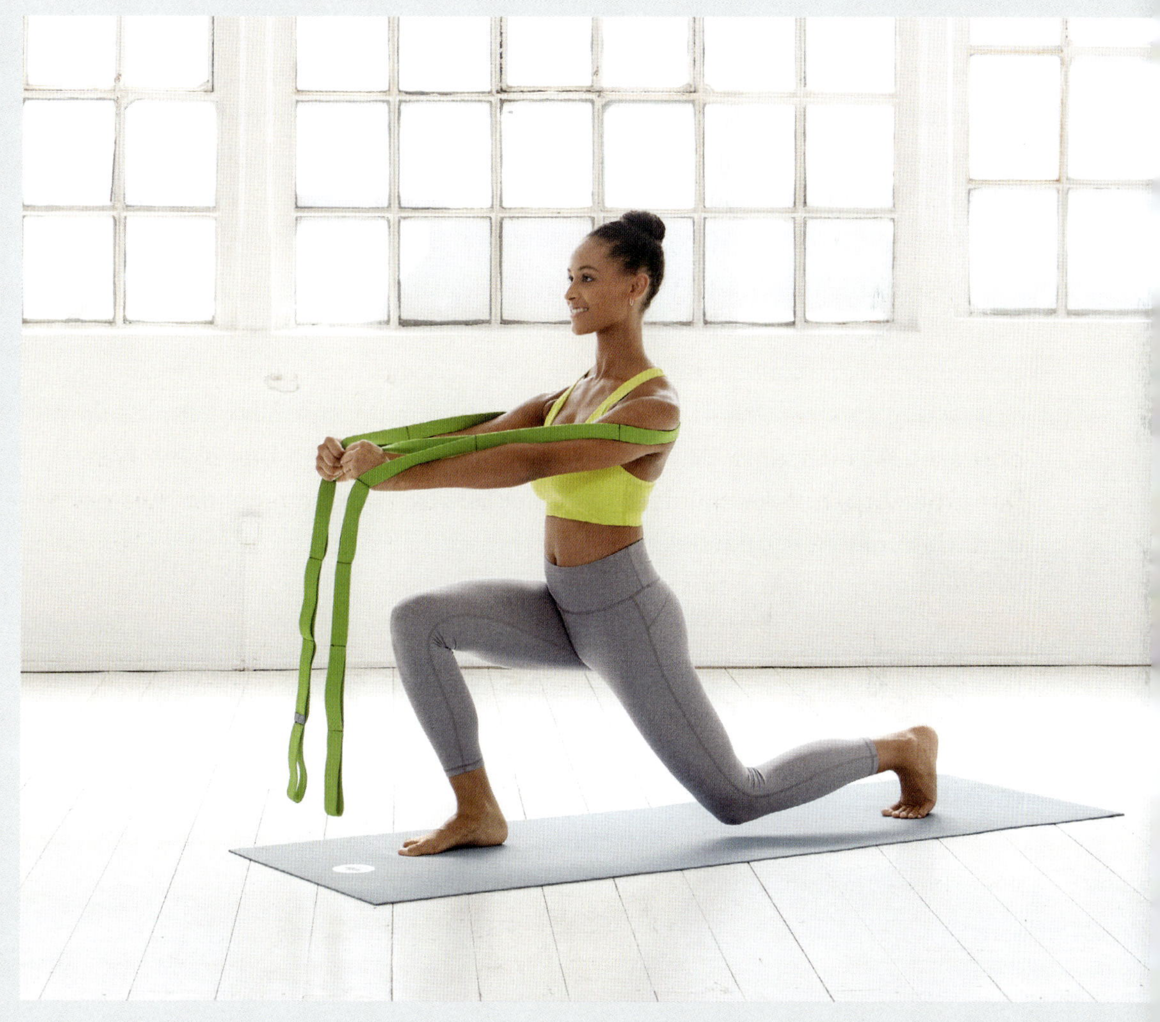

LUNGES WITH FLY

Ausgangsposition

Aus dem hüftbreiten Stand einen Ausfallschritt machen. Das vordere Bein ist leicht gebeugt, der vordere Fuß steht mit der ganzen Sohle auf dem Boden. Das hintere Bein ist gestreckt, die Ferse ist angehoben. Der Oberkörper ist aufrecht. Der Blick ist nach vorn gerichtet. Das Band etwa in Armspannweite greifen und auf Höhe der Schulterblätter hinter dem Rücken auf Spannung bringen. Die Arme sind leicht gebeugt und seitlich angehoben.

Ausführung

Aus dieser Position das hintere Knie kontrolliert bis knapp über dem Boden absenken. Gleichzeitig die Arme vor dem Körper zusammenführen und dabei vollständig strecken. Der Oberkörper bleibt aufrecht, der Blick ist nach vorne gerichtet. Aus der Kraft der Beine langsam wieder nach oben in die Ausgangsposition kommen. Dabei die Arme bewusst langsam mit dem Zug des Bandes in die Ausgangsstellung zurückführen.
Wiederholungen: Je Seite und Satz 12–15

Wichtig

Die Bauchspannung während der gesamten Bewegungsabfolge halten. In der Ausfallschrittbewegung bewusst die Ferse des vorderen Fußes belasten. In der Drückbewegung den Schultergürtel stabil halten.

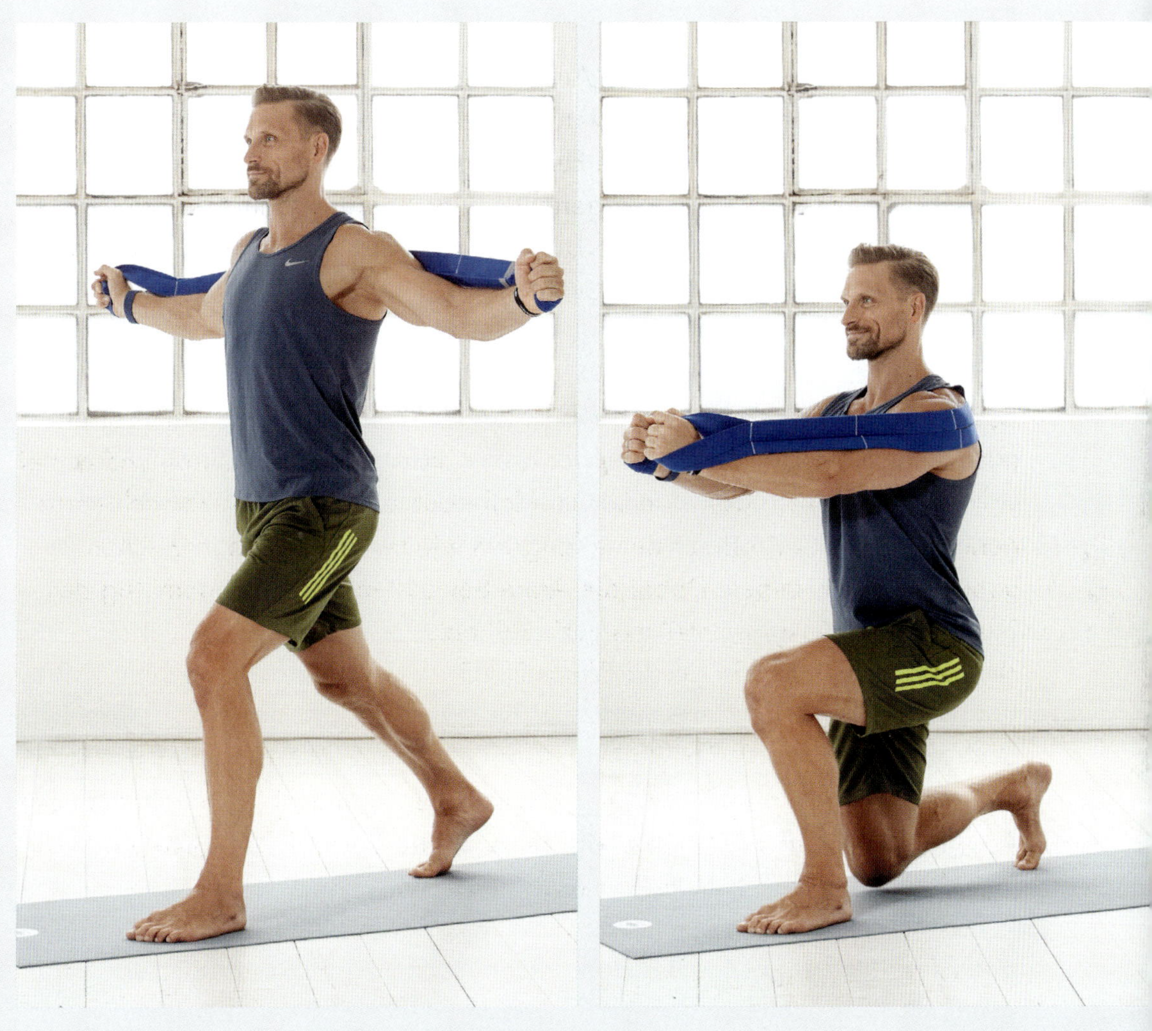

PLANK WITH ONE-ARM-ROW

Ausgangsposition

Das Band mit einem Ende etwa auf Kniehöhe z. B. mithilfe einer Halterung an einer Türe oder an einem unbeweglichen Möbelstück fixieren. Die Schlaufe des losen Bandendes einmal um eine Hand schlingen. Mit Blick in Richtung der Fixierung in eine Plank auf die Unterarme gehen. Den Abstand zur Bandfixierung dabei so wählen, dass das Band leicht gespannt ist. Die Füße etwa schulterbreit aufstellen. Der Unterarm der Seite ohne Band mittig auf einer gedachten Linie zwischen den beiden Füßen so ablegen, dass der Ellenbogen unter der Schulter steht. Ein gefaltetes Handtuch oder eine Matte schont den Ellenbogen. Der Arm mit dem Band ist auf Höhe des Kopfes nach vorne ausgestreckt. Die Handfläche zeigt nach unten. Der gesamte Körper bildet eine Linie. Der Blick ist zum Boden gerichtet. Das Becken wird leicht nach vorn gekippt.

Ausführung

Den Arm mit dem Band beugen und die Hand bis zur Schulter ziehen. Dabei die Faust nach außen drehen, sodass die Handfläche in der Endposition zur Schulter zeigt. Den Arm bewusst langsam mit dem Zug des Bandes wieder nach vorne ausstrecken.
Wiederholungen: Je Satz und Seite 15–20

Wichtig

Den Bauch fest angespannt halten. Nicht ins Hohlkreuz fallen oder das Gesäß nach oben schieben.

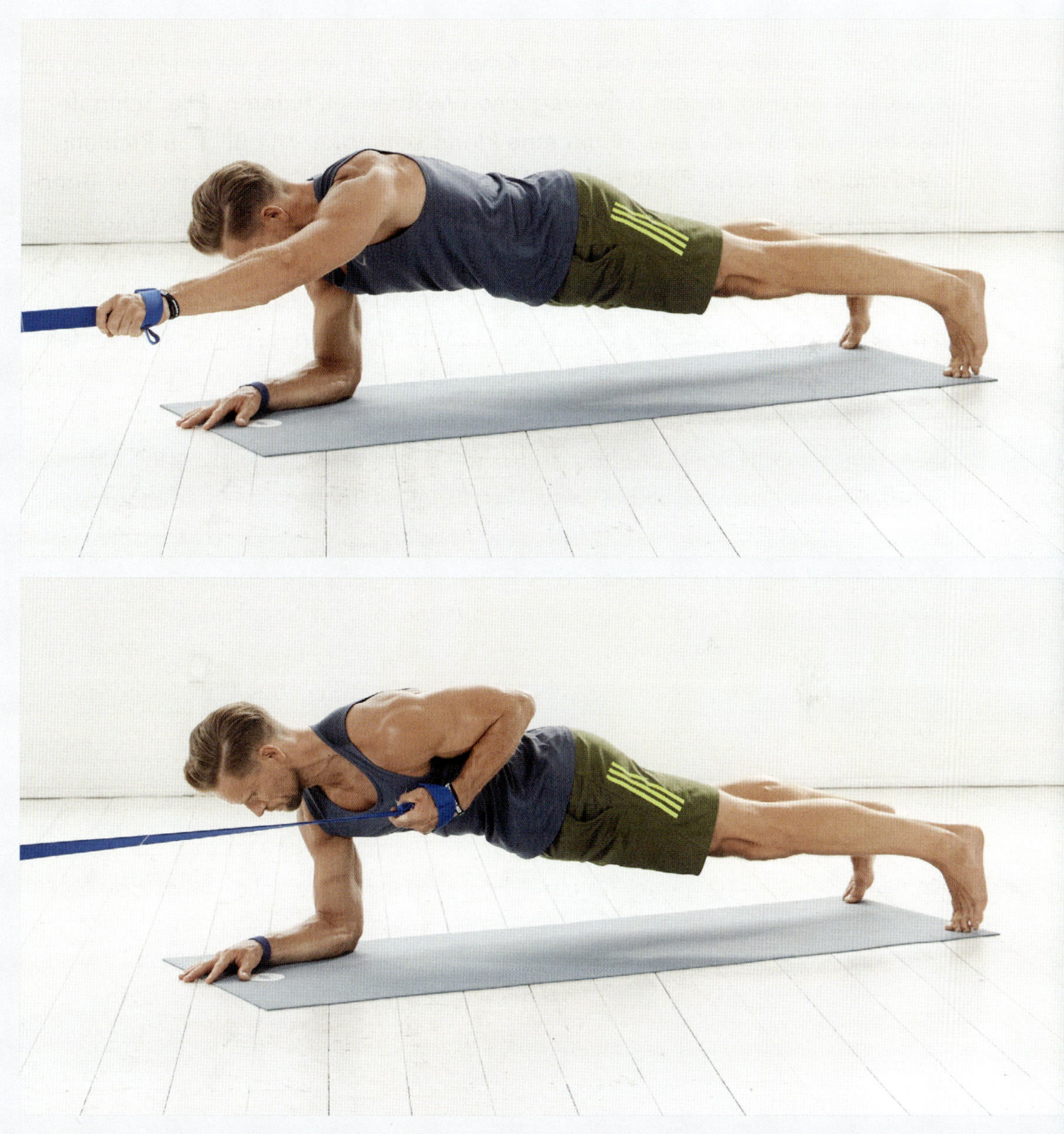

SIDE PLANK WITH ROW

Ausgangsposition

Das Band mit einem Ende etwa auf Kniehöhe z. B. mithilfe einer Halterung an einer Türe oder an einem unbeweglichen Möbelstück fixieren. Die Schlaufe des losen Bandendes einmal um eine Hand schlingen. Mit Blick in Richtung der Fixierung in eine Side Plank gehen. Auf den Unterarm der freien Hand stützen. Dabei ist der Ellenbogen genau unter der Schulter. Den Abstand so wählen, dass das Band leicht gespannt ist. Die Füße hintereinander aufstellen, sodass der Fuß des oberen Beines vorne ist. Der Arm mit dem Band ist auf Höhe der Schulter nach vorn ausgestreckt. Der Körper bildet eine Linie.

Ausführung

Den Arm mit dem Band beugen und zum Körper ziehen, bis die Hand diesen unterhalb des Brustkorbes berührt. Dabei die Schulter aktiv mit nach hinten schieben. Den Ellenbogen eng am Körper entlangführen. Den Arm bewusst langsam mit dem Zug des Bandes wieder nach vorn strecken.
Wiederholungen: Je Satz und Seite 15–20

Wichtig

Den Bauch fest angespannt halten. In der Hüfte gestreckt bleiben; weder nach unten durchhängen lassen noch abknicken oder kippen.

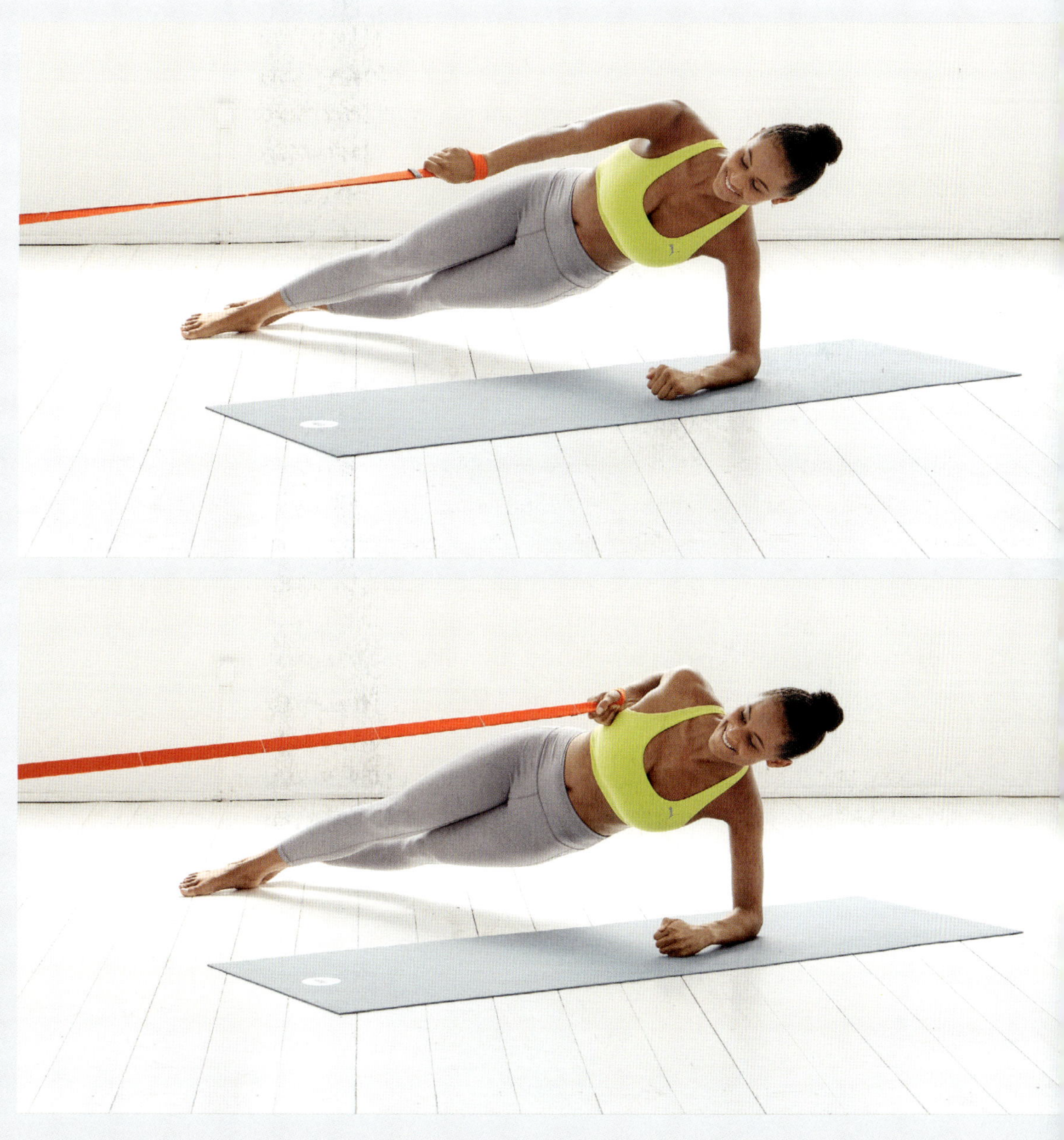

UPPER BODY ROTATION

Ausgangsposition

Das Band mit einem Ende auf Brusthöhe z. B. mithilfe einer Halterung an einer Türe oder an einem unbeweglichen Möbelstück fixieren. Mit einer Hand durch die Schlaufe des losen Bandendes greifen und die Finger beider Hände ineinander verschränken. Seitlich zur Fixierung drehen und aufrecht und schulterbreit hinstellen. Den Abstand so wählen, dass das Band deutlich gespannt ist. Die Knie sind leicht gebeugt. Der Bauch ist fest angespannt. Die Arme vor dem Körper auf Höhe des Brustbeins ausstrecken. Die Ellenbogen bleiben leicht gebeugt. Der Blick ist nach vorn gerichtet.

Ausführung

In dieser Haltung den Oberkörper um etwa 45 Grad links und rechts im Wechsel zur Seite drehen. Die Arme dabei durchgehend auf Höhe des Brustbeins und in der Körpermitte halten. Der Kopf dreht mit. Das Becken und die Beine bleiben stabil nach vorne ausgerichtet und bewegen sich nicht mit. Aus den Außenpositionen die Arme samt Oberkörper als Einheit bewusst langsam mit dem Zug des Bandes wieder in die Mitte zurückrotieren.
Wiederholungen: Je Satz und Seite 15–20

Wichtig

Beide Arme während der gesamten Übung in Ausgangsstellung halten, nicht gegeneinander verschieben oder gegengleich anwinkeln und strecken. Die Handgelenke bleiben gerade. Während der Rotationsbewegung den Beckenboden fest mit anspannen. Das Band steht auch in der befestigungsnahen Richtung noch unter Spannung.

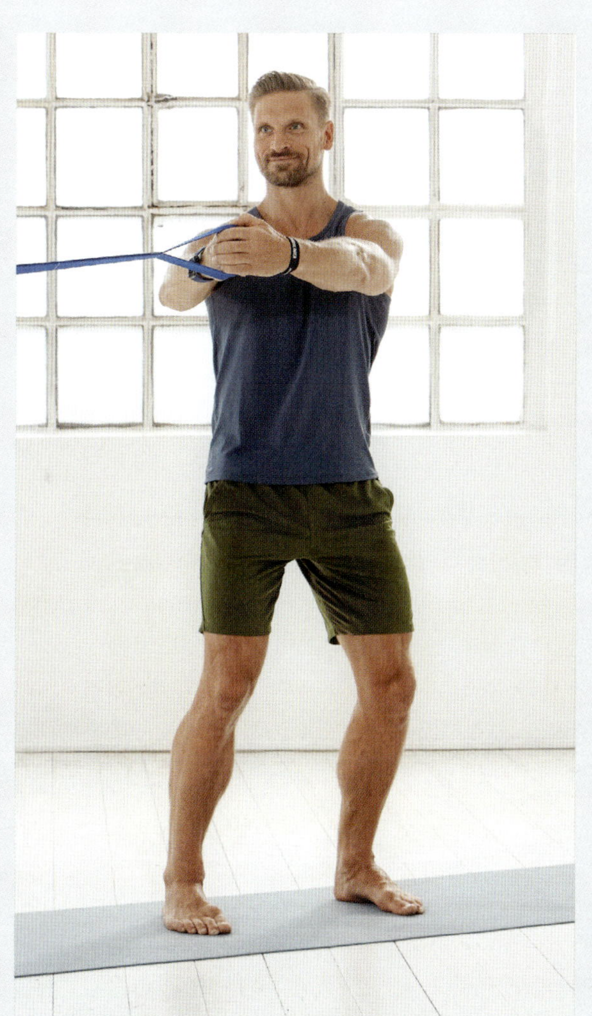

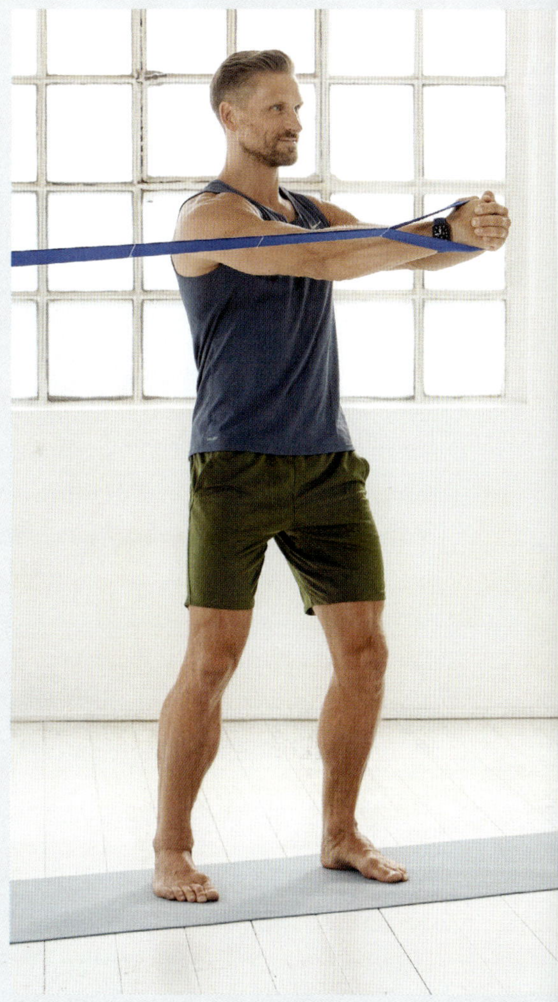

ÜBUNGEN MIT DEM MINIBAND

SIDE STEPS

Ausgangsposition

Mit beiden Füßen in das Miniband steigen und das Band oberhalb der Fußgelenke platzieren. Die Füße so weit auseinanderstellen, bis ein leichter Zug im Band ist. Den Oberkörper aufrichten. Die Beine sind durchgestreckt. Der Blick ist nach vorne gerichtet.

Ausführung

Aus dieser Position das Gewicht auf den rechten Fuß verlagern und mit dem linken Fuß einen Schritt zur Seite machen. Den rechten Fuß nachstellen, ohne die Spannung im Band zu verlieren. Auf diese Weise weiter nach links wandern.
Wiederholungen: Je Satz und Seite 15–20

Wichtig

Die Füße bleiben durchgehend parallel zueinander. Die Fußspitzen nicht nach außen drehen. Beim Nachstellen des Fußes das Bein anheben und nicht den Fuß über den Boden ziehen.

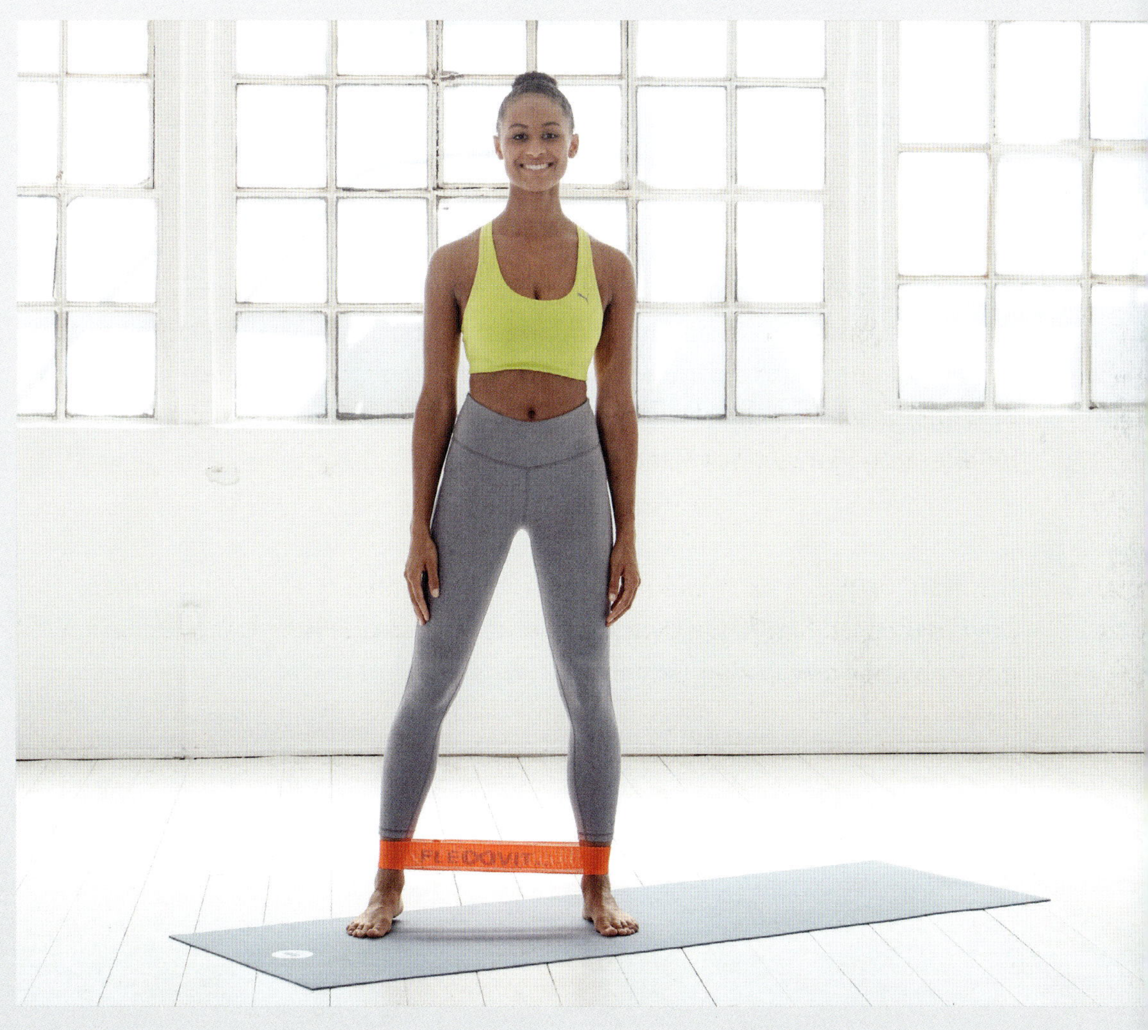

SIDE JUMPS

Ausgangsposition

Mit beiden Füßen in das Miniband steigen und das Band oberhalb der Fußgelenke platzieren. Die Füße so weit auseinanderstellen, dass ein leichter Zug im Band ist. Die Knie sind leicht gebeugt. Den Oberkörper mit geradem Rücken etwas nach vorne neigen. Das Becken aktiv nach hinten kippen, Bauch anspannen. Der Blick ist schräg nach unten gerichtet.

Ausführung

Aus dieser Position das Gewicht auf den rechten Fuß verlagern. Das linke Bein leicht anheben. Mit dem rechten Fuß für einen kleinen Sprung nach links abdrücken. Der linke Fuß kommt zuerst wieder auf dem Boden auf. Das Band ist während des gesamten Bewegungsablaufs gespannt. Nach der Landung auf dieselbe Weise den nächsten Sprung nach rechts machen.
Wiederholungen: Je Satz und Seite 15–20

Wichtig

Die Füße bleiben durchgehend parallel zueinander. Die Fußspitzen nicht nach außen drehen. Den Oberkörper durchgehend in der Vorwärtsneigung halten. Der Rücken bleibt gestreckt und die Bauchmuskeln bleiben aktiv.

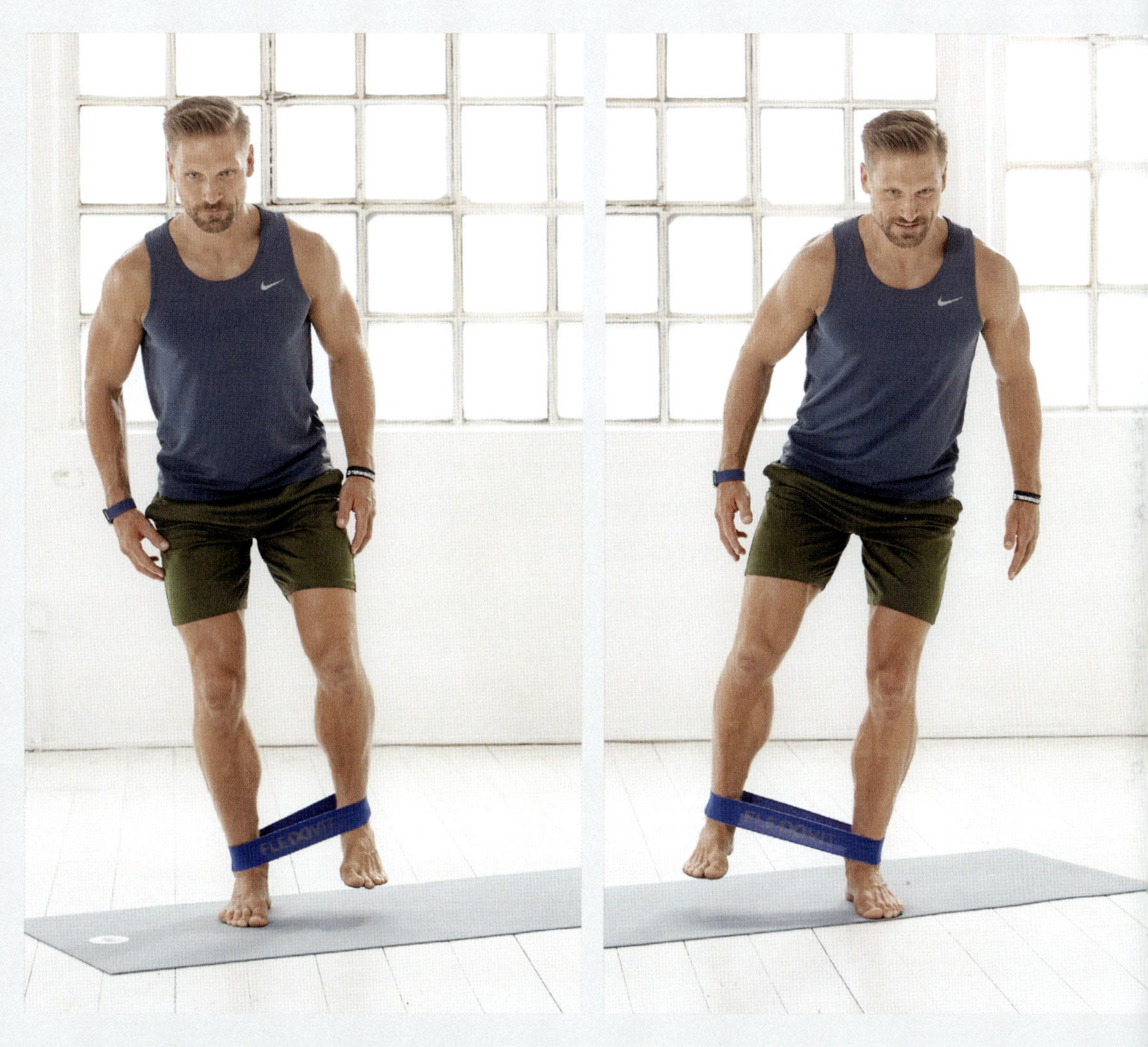

SUMO SQUAT

Ausgangsposition

Mit beiden Füßen in das Miniband steigen und das Band direkt unterhalb der Knie platzieren. Etwas breiter als schulterbreit hinstellen. In eine Kniebeuge absetzen, bis das Gesäß etwa auf Kniehöhe ist. Der Oberkörper bleibt aufrecht. Das Becken aktiv nach hinten kippen und den Bauch anspannen. Die Arme vor dem Körper auf Schulterhöhe ausgestreckt halten. Dabei kann eine Hand die andere greifen.

Ausführung

In dieser tiefen Haltung die Knie federnd von innen nach außen bewegen. Die Bewegungsamplitude so wählen, dass die Fußsohlen durchgehend auf dem Boden bleiben.
Wiederholungen: Je Satz 15–20

Wichtig

Der Oberkörper bleibt aufrecht und der Rücken gestreckt. Weder beim Absetzen in die Kniebeugeposition die Fersen vom Boden lösen noch die Fußaußenkante oder die Fußinnenseite in der Federbewegung aufdrehen.

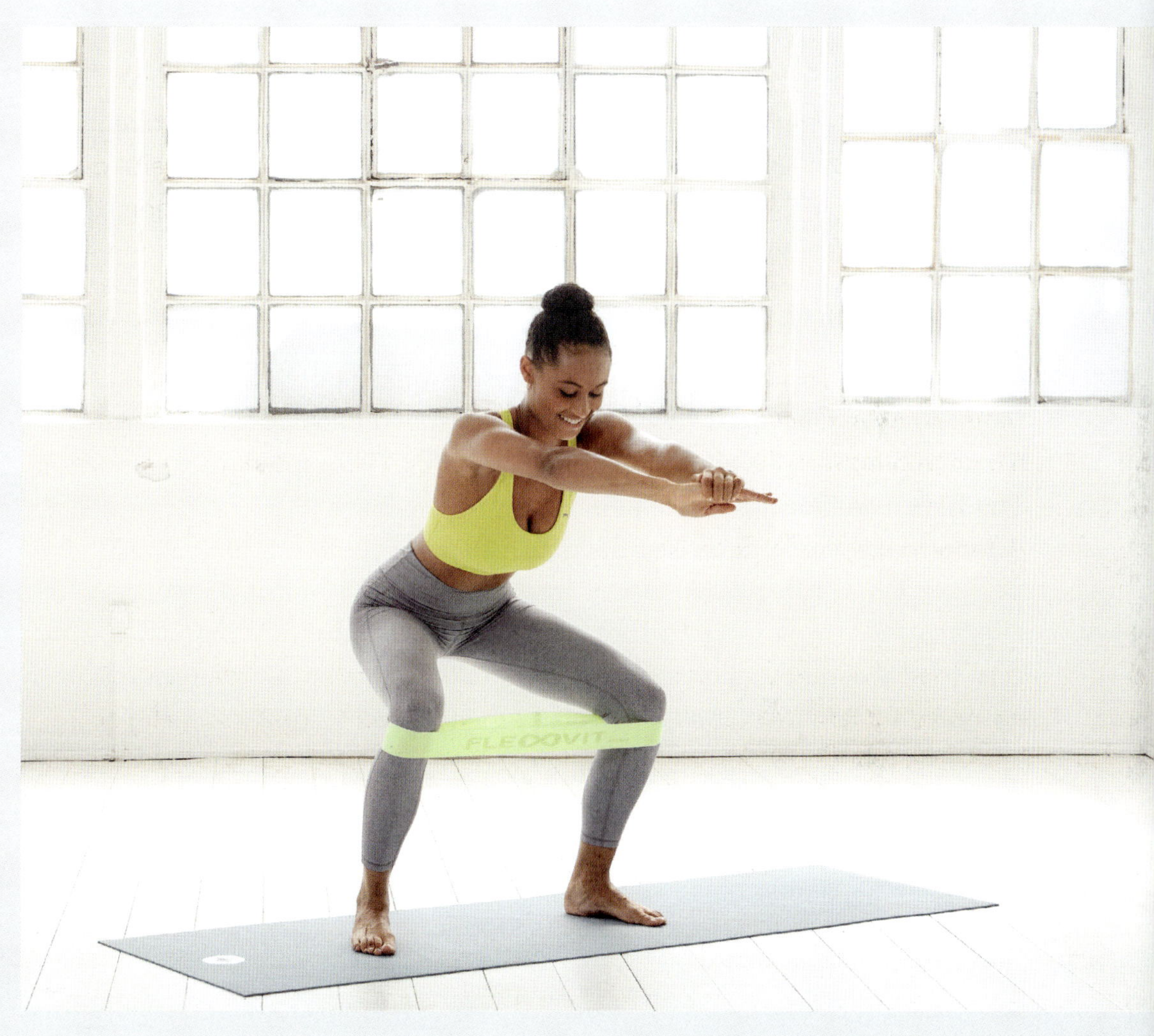

BACK TAPS

Ausgangsposition

Mit beiden Füßen in das Miniband steigen und das Band oberhalb der Fußgelenke platzieren. Die Füße stehen etwa hüftbreit, sodass das Band leicht unter Zug ist. Die Knie sind leicht gebeugt. Den Oberkörper etwas nach vorne neigen. Das Becken aktiv nach hinten kippen. Das Körpergewicht auf das rechte Bein verlagern. Das linke Bein auf der Fußspitze aufstellen.

Ausführung

Aus dieser Haltung das linke Bein leicht angewinkelt nach hinten schieben. Mit der Spitze des linken Fußes kurz auftippen und den Fuß zurück unter den Körper führen. Auch dort den Boden nur mit den Zehenspitzen kurz berühren. Das komplette Körpergewicht ruht auf dem Standbein.
Wiederholungen: Je Satz und Seite 15–20

Wichtig

Das Band während der gesamten Übung auf Zug halten. Den Bauch fest angespannt lassen. Der Oberkörper bleibt durchgehend stabil und ruhig.

Variation 1

Den Fuß nicht gerade, sondern etwa im 45-Grad-Winkel schräg nach hinten stellen. Dabei zeigen beide Füße durchgehend nach vorne. Die Fußspitze des tippenden Beines nicht nach außen drehen.

Variation 2

Side Taps statt Back Taps: Den Fuß zur Seite stellen und wieder zurückführen. Dabei zeigen beide Füße durchgehend nach vorne. Die Fußspitze des tippenden Beines nicht nach außen drehen.

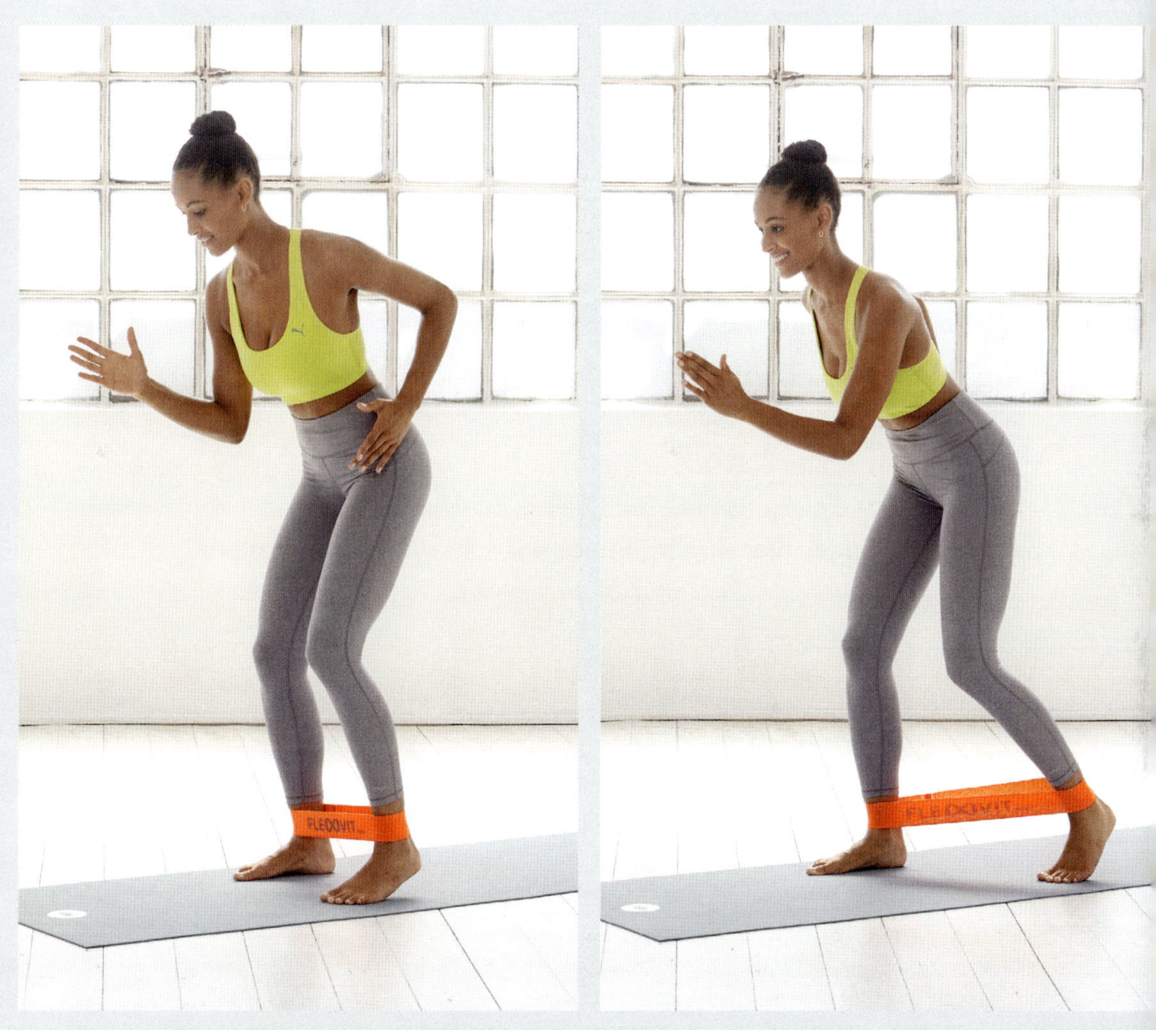

GLUTE ALL-FOURS-POSITION

Ausgangsposition

Mit beiden Füßen in das Miniband steigen und das Band auf Kniehöhe platzieren. So vorbereitet in den Vierfüßlerstand gehen und dabei auf das Band knien. Ein gefaltetes Handtuch oder eine Matte schont die Knie. Die Hände stehen unter den Schultern, die Knie unter dem Becken. Der Bauch ist fest angespannt. Der Blick ist zum Boden gerichtet.

Ausführung

Aus dieser Position ein Bein anheben und die Ferse in Richtung Decke schieben. Dabei den 90-Grad-Winkel im Kniegelenk beibehalten und die Zehenspitzen zum Schienbein ziehen. In der Endposition sind Oberschenkel und Fußsohle parallel zu Boden und Decke. Das Bein wieder so weit absenken, dass noch ein leichter Zug im Band ist. Das Knie nicht aufsetzen.
Wiederholungen: Je Satz und Seite 15–20

Wichtig

Den Rumpf stabil und gerade halten. Während der Beinbewegung nicht ins Hohlkreuz fallen. Die Arme gestreckt halten.

Variation

Das Bein zur Seite anheben. Dabei das Becken stabil und parallel zum Boden halten und nicht seitlich mit aufdrehen.

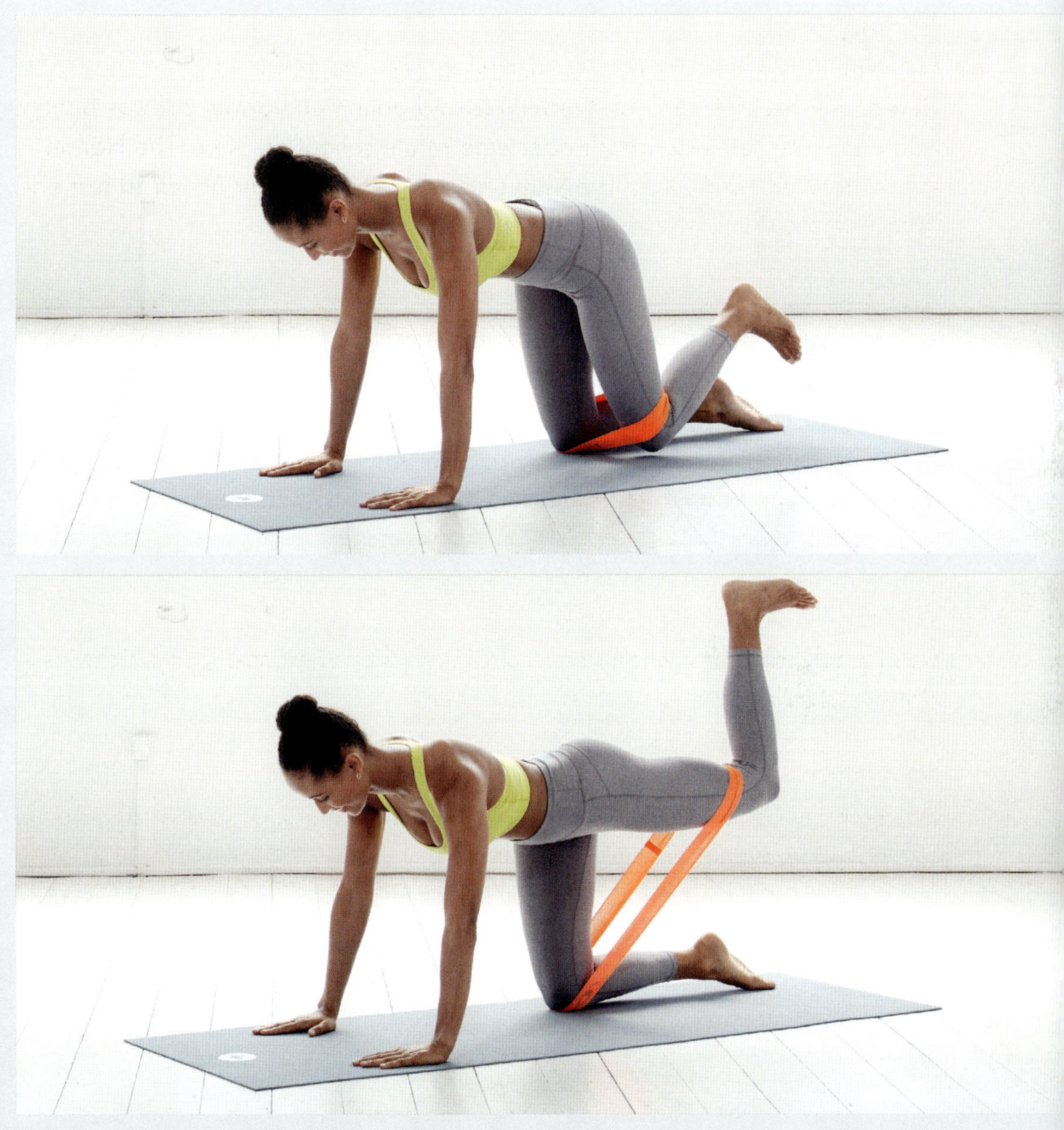

PUSH-UP ROW

Ausgangsposition

Das Miniband um beide Hände legen. Der Daumen bleibt außerhalb des Bandes. So vorbereitet eine Liegestützposition einnehmen. Die Hände dabei unter die Schultern und auf das Band stellen. Das Band ist leicht gespannt. Die Füße sind auf den Zehenspitzen etwa hüftbreit aufgestellt. Der Körper bildet eine Linie. Der Blick ist zum Boden gerichtet.

Ausführung

In dieser Haltung das Körpergewicht auf eine Hand verlagern. Mit der entlasteten Hand das Band greifen, den Arm beugen und den Ellenbogen nach hinten oben ziehen, bis die Hand beinahe den Brustkorb berührt. Die Schulter dabei in Richtung Decke schieben. Den Arm bewusst langsam mit dem Zug des Bandes wieder zurückführen und die Hand abstellen. Das Gewicht auf diese Hand verlagern und die Ruderbewegung direkt mit dem anderen Arm wiederholen. So im Wechsel fortfahren.
Wiederholungen: Je Satz 16–20

Wichtig

Den Bauch angespannt lassen und den Oberkörper ruhig halten. Während der Armbewegung das Becken nicht mit aufdrehen.

Variation

Nach jeder Ruderbewegung einen Liegestütz machen.

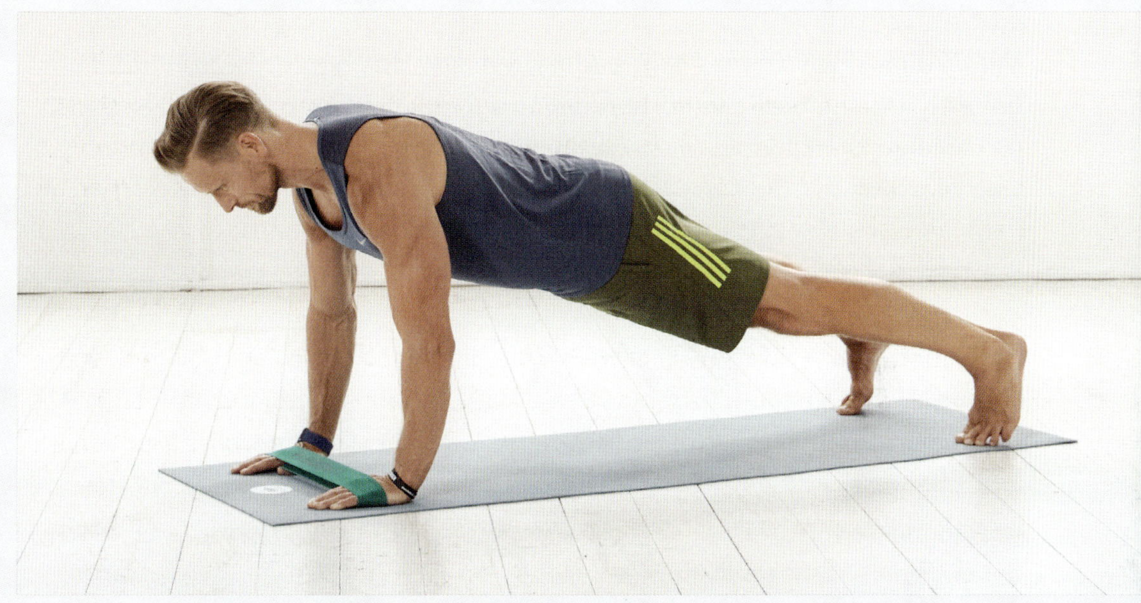

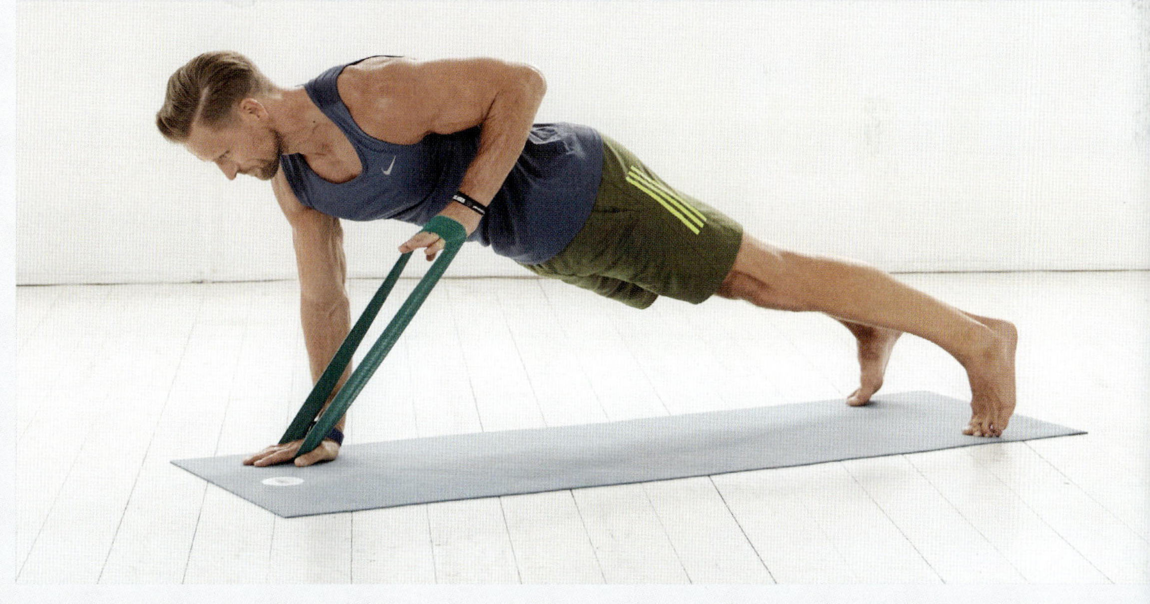

PLANK WITH SIDE TAPS

Ausgangsposition

Mit beiden Füßen in das Miniband steigen und das Band oberhalb der Fußgelenke positionieren. So vorbereitet eine Plank-Position auf den Unterarmen einnehmen. Die Ellenbogen stehen unter den Schultern. Die Füße stehen so weit auseinander, dass ein leichter Zug im Band ist. Das Becken ist leicht nach vorne gekippt. Die Bauch- und Gesäßmuskulatur sind fest angespannt. Der gesamte Körper bildet eine Linie. Der Blick ist zum Boden gerichtet.

Ausführung

In dieser Haltung einen Fuß so weit wie möglich nach außen stellen. Das Bein bleibt dabei gestreckt, die Fußspitze tippt kurz auf dem Boden auf. Bewusst langsam mit dem Zug des Bandes das Bein wieder zurück in die Ausgangsposition führen. Abstellen. Dieselbe Bewegung auf der anderen Seite wiederholen. So im Wechsel fortfahren.
Wiederholungen: Je Satz 16–20

Wichtig

Die Rumpfspannung aufrechterhalten, um nicht ins Hohlkreuz zu fallen. Der Oberkörper bleibt während der gesamten Übung stabil und ruhig. Die Fußspitzen nicht nach außen drehen. Der Fuß bleibt in Richtung des Schienbeins gezogen und zeigt gerade zum Boden.

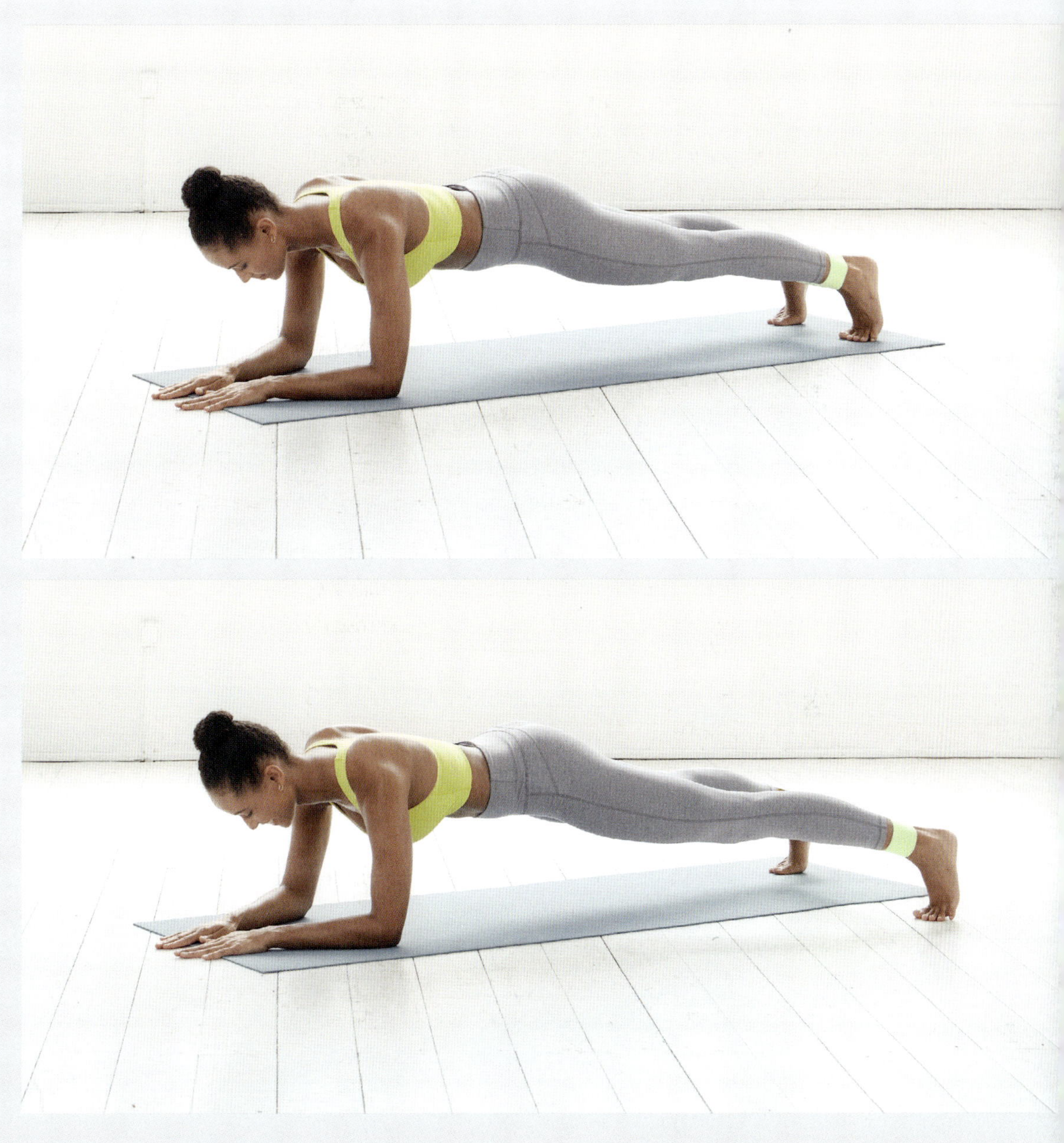

PLANK WITH ARM SIDE STEPS

Ausgangsposition

Das Miniband um beide Hände legen. Der Daumen bleibt außerhalb des Bandes. So vorbereitet eine Liegestützposition einnehmen. Die Hände dabei unter die Schultern und auf das Band stellen. Das Band ist leicht gespannt. Die Füße sind auf den Zehenspitzen etwa hüftbreit aufgestellt. Das Becken ist leicht nach vorne angekippt. Die Bauch- und Gesäßmuskulatur ist fest angespannt. Der Körper bildet eine Linie. Der Blick ist zum Boden gerichtet.

Ausführung

In dieser Haltung das Körpergewicht auf eine Hand verlagern. Den anderen Arm anheben und nach außen stellen. Das Körpergewicht in dieser breiten Stützposition kurz auf beide Hände verteilen. Die bewegte Hand wieder entlasten und bewusst langsam mit dem Zug des Bandes zurück unter die Schulter führen und abstellen. Dieselbe Bewegung auf der anderen Seite wiederholen. So im Wechsel fortfahren.
Wiederholungen: Je Satz 16–20

Wichtig

Die Rumpfspannung aufrechterhalten, um nicht ins Hohlkreuz zu fallen. Der Schultergürtel bleibt während der gesamten Übung stabil. Die Schulterblätter dafür aktiv zusammenziehen.

Variation (schwer)

In der breiten Stützposition jeweils zusätzlich einen Liegestütz machen.

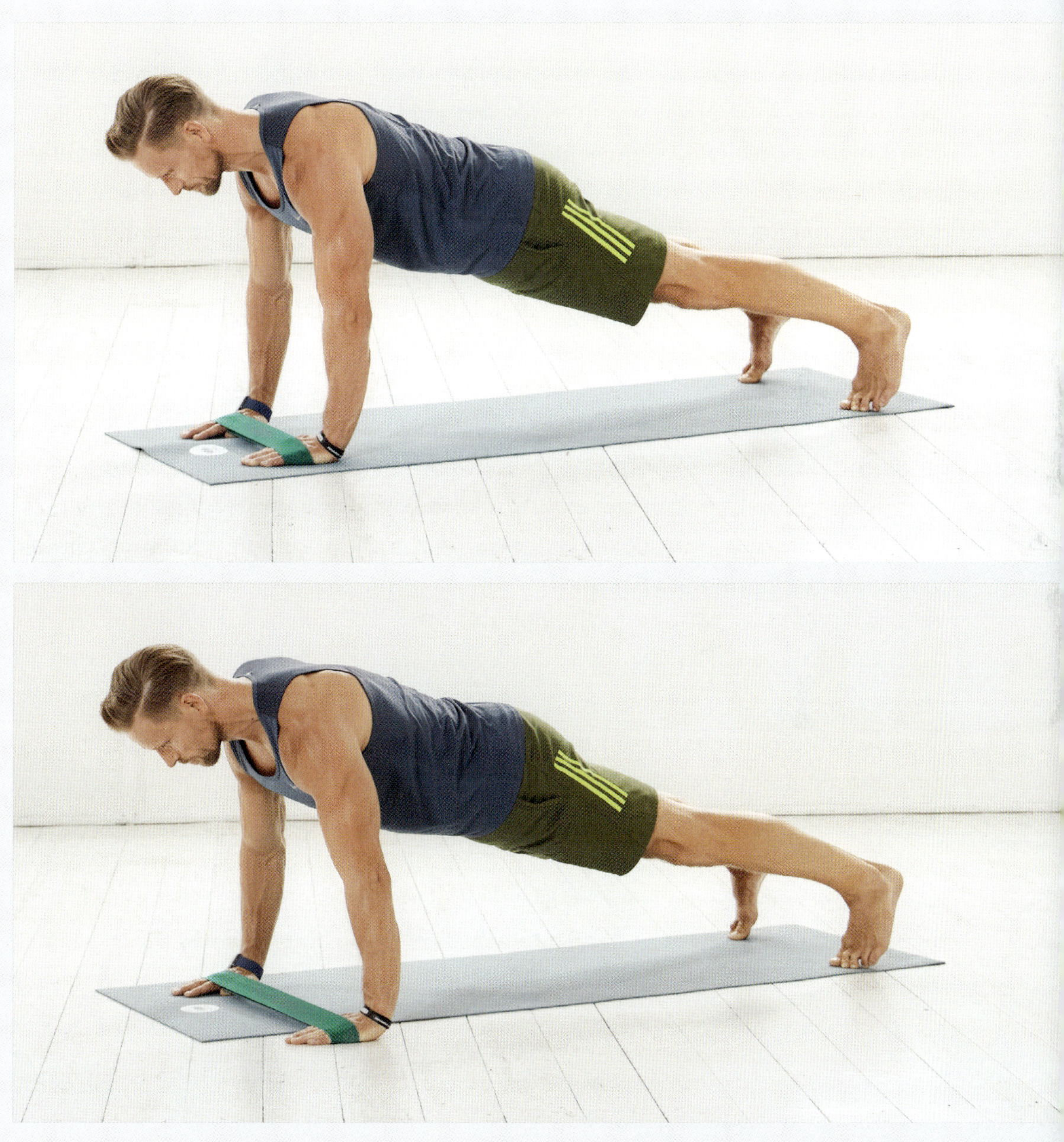

SIDE-PLANK ADDUCTORS

Ausgangsposition

Mit beiden Füßen in das Miniband steigen und das Band auf Höhe der Knie positionieren. So vorbereitet in einen Seitstütz auf Unterarm und Knie gehen. Der aufgestellte Ellenbogen steht dabei unter der Schulter. Das untere Bein ist im 90-Grad-Winkel gebeugt. Das Becken ist so angehoben, dass vom abgelegten Knie zum stützenden Schultergelenk eine gerade Linie entsteht. Das obere Bein ist ausgestreckt und hält das Band unter leichter Spannung. Die Fußspitze zieht zum Schienbein. Die Hüfte und der Oberkörper sind ebenfalls gestreckt. Der Blick ist noch vorn gerichtet.

Ausführung

In dieser Haltung das gestreckte Bein etwas vor der Körperlängsachse schräg nach oben anheben. Aus der gegrätschten Position bewusst langsam mit dem Zug des Bandes wieder absenken. Das Bein nicht absetzen, das Band durchgehend unter Spannung halten.
Wiederholungen: Je Satz und Seite 15–20

Wichtig

Den Bauch fest angespannt halten. Das Becken bleibt stabil. Die Fußspitze des oberen Beines zeigt durchgehend leicht nach unten.

Variation (leicht)

Das obere Bein ebenfalls im 90-Grad-Winkel beugen und in dieser Haltung heben und senken. Dabei den Unterschenkel des oberen Beines durchgehend parallel zum Boden halten.

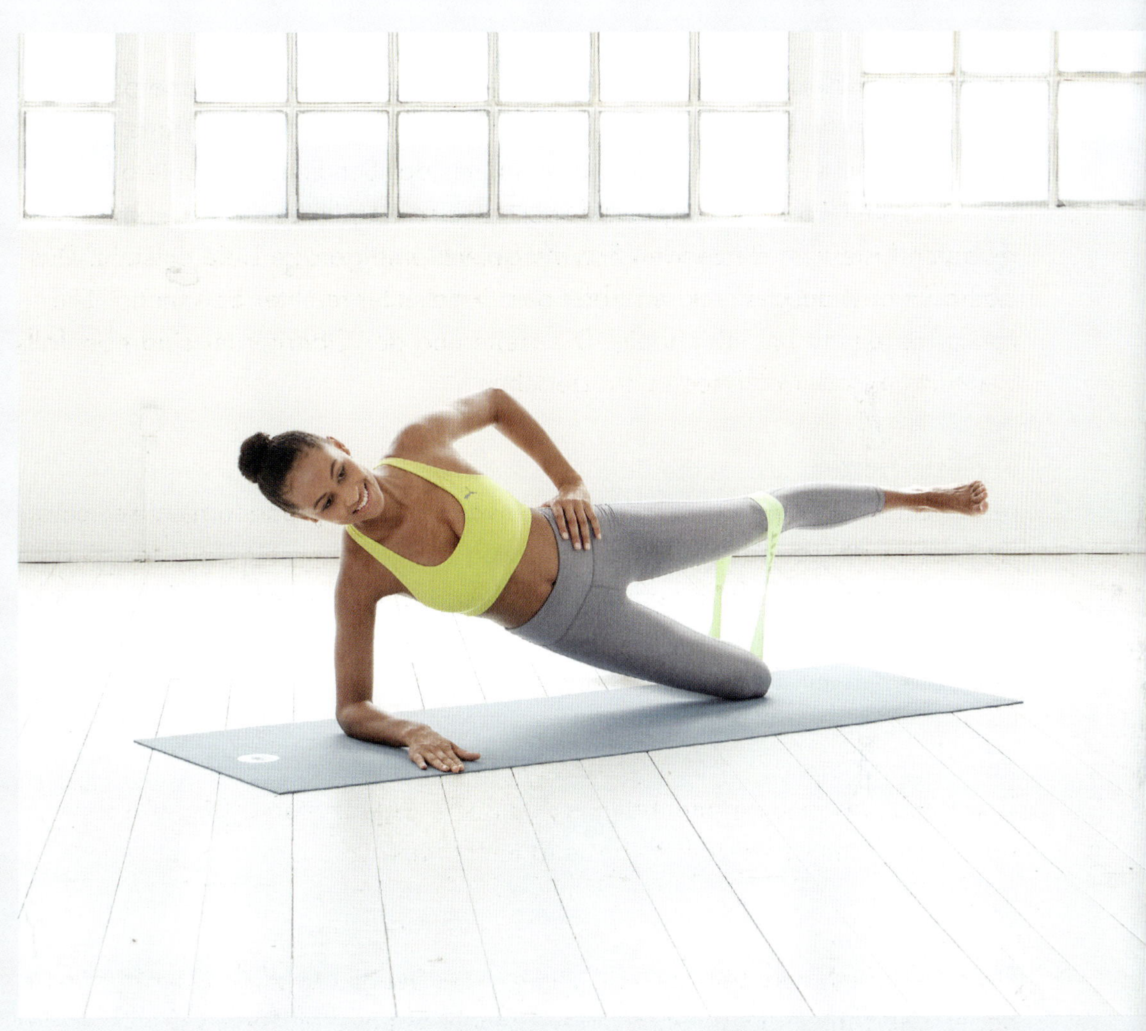

ADDUCTORS

Ausgangsposition

Mit beiden Füßen in das Miniband steigen und das Band oberhalb der Fußgelenke positionieren. So vorbereitet seitlich auf den Boden legen. Der Kopf ruht auf dem unteren gestreckten Arm. Der obere Arm wird zur Stabilisierung etwa auf Brusthöhe vor dem Körper aufgestützt oder in die Hüfte gestemmt. Das untere Bein liegt etwas angewinkelt. Das obere Bein ist gestreckt und hält das Band leicht auf Spannung. Die Fußspitzen beider Beine sind dabei zu den Schienbeinen gezogen.

Ausführung

In dieser Haltung das obere Bein etwas vor der Körperlängsachse schräg nach oben anheben. Aus der gegrätschten Position bewusst langsam mit dem Zug des Bandes wieder absenken.
Wiederholungen: Je Satz und Seite 15–20

Wichtig

Den Bauch fest angespannt halten. Das Becken bleibt stabil. Die Fußspitze des oberen Beines zeigt durchgehend leicht nach unten.

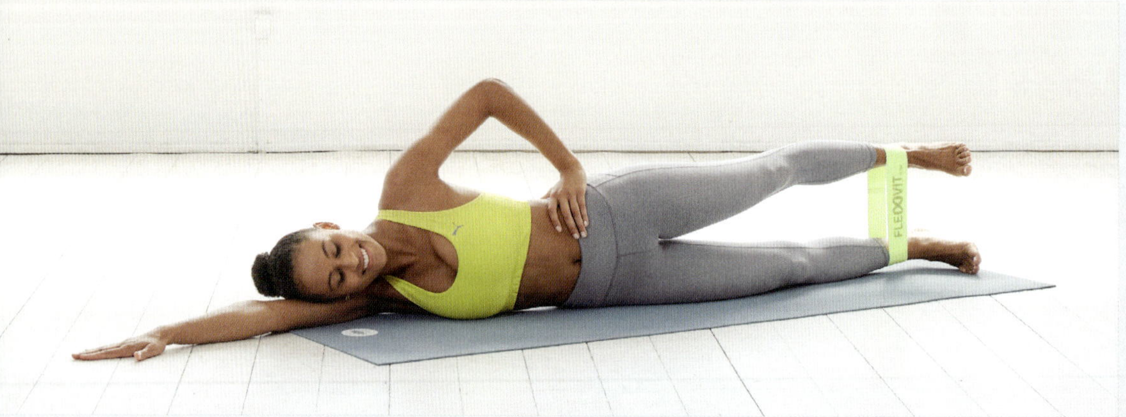

COOL-DOWN

Idealerweise beschließt du jede Trainingseinheit mit einem kurzen Cool-down. Vor allem wenn du dich im Workout richtig ausgepowert hast, bekommen Körper und Kopf damit die Chance, langsam runterzukommen und sich nach der Anstrengung zu entspannen, bevor es im Alltag mit den nächsten Programmpunkten weitergeht.

Um dein Herz-Kreislauf-System wieder herunterzufahren, kannst du – je nach Trainingsort und Ausrüstung:

- 5–10 Minuten locker Rad fahren,
- 5–10 Minuten locker laufen oder
- 5–10 Minuten schwimmen.

Falls du zu Hause trainiert hast, reicht es auch aus, wenn du einfach 5 Minuten durch deine Wohnung oder das Zimmer gehst. Hauptsache, du bewegst dich weiterhin etwas und dein Herzschlag und deine Atmung können sich dabei normalisieren.

Von ausgiebigem Dehnen direkt nach dem Workout möchte ich abraten, weil die Gefahr besteht, dass du im Training entstandene Mikrorisse in den Muskelfasern verstärkst. Diese Mini-Verletzungen sind in gewissem Umfang positiv und lösen den Prozess im Körper aus, der am Ende zu Muskelwachstum bzw. Kraftzunahme führt. Wenn du sie aber zusätzlich durch zu exzessives Stretchen vergrößerst, kann das die Regenerationszeit deutlich verlängern oder sogar zu Verletzungen führen, wenn du dann zu früh wieder trainierst. Am besten planst du reine Dehn-Einheiten an einem oder zwei trainingsfreien Tagen in der Woche ein. Denn grundsätzlich beugt eine gute Beweglichkeit Verletzungen vor und ermöglicht es dir, noch effizienter zu trainieren.

WORKOUTS

WORKOUT 1: GANZKÖRPERTRAINING

Jede Übung 60 Sekunden/20 Sekunden Pause/
jeweils 4 Sätze/dazwischen 60 Sekunden Pause

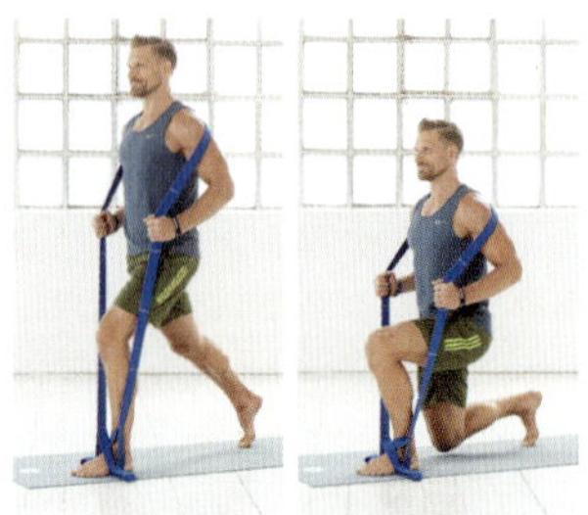

Lunges (siehe Seite 48f.)

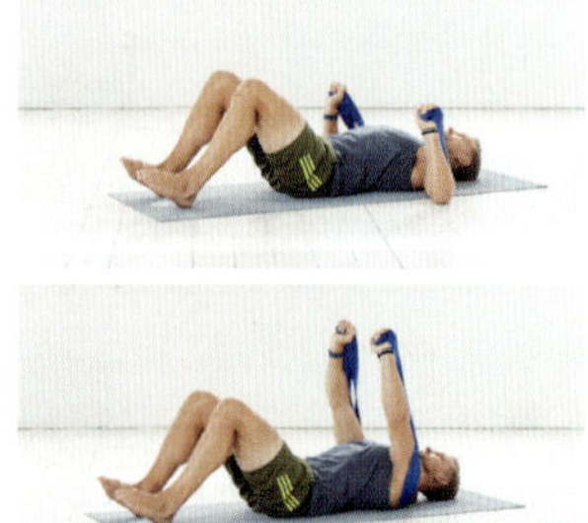

Chest Press (siehe Seite 58f.)

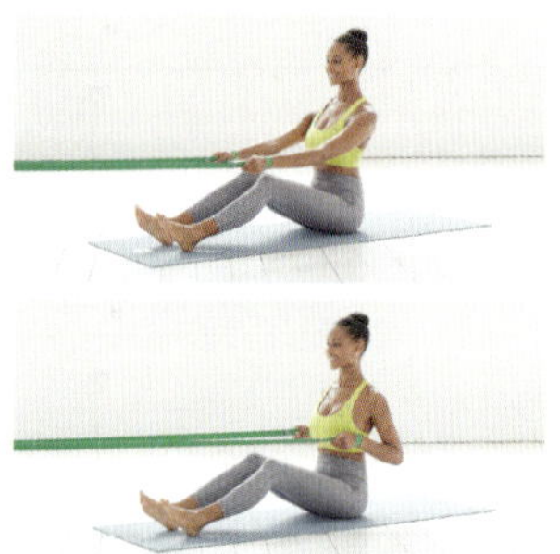

Fixed Band Row Sitting (siehe Seite 78f.)

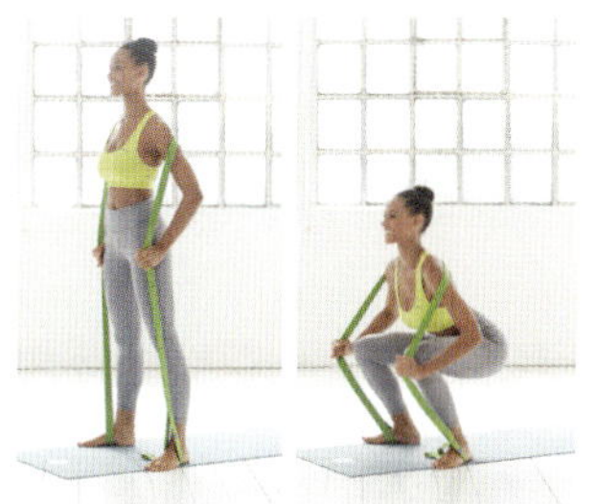

Squats (siehe Seite 50f.)

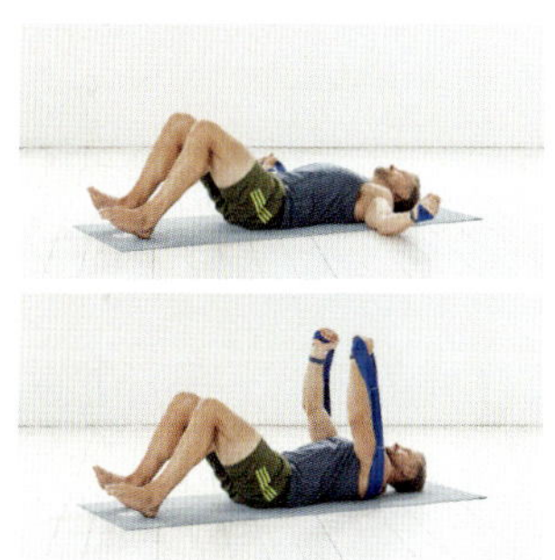

Butterfly (siehe Seite 60f.)

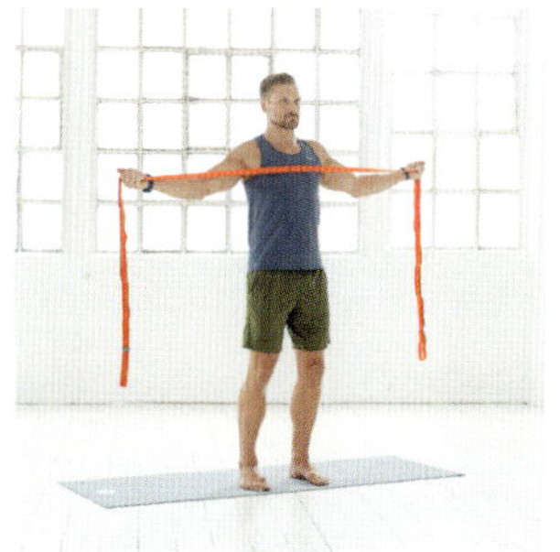

Butterfly Reverse (siehe Seite 70f.)

WORKOUT 2: OBERKÖRPERTRAINING

Jede Übung 12–15 Wiederholungen/30 Sekunden Pause/
jeweils 3 Sätze/dazwischen 60 Sekunden Pause

RUNDE 1

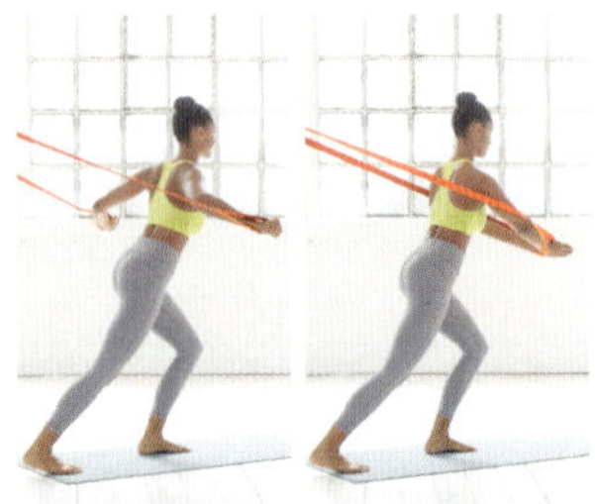

Fixed Band Butterfly (siehe Seite 64f.)

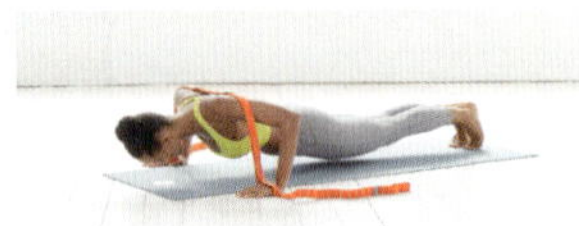

Push-ups (siehe Seite 67)

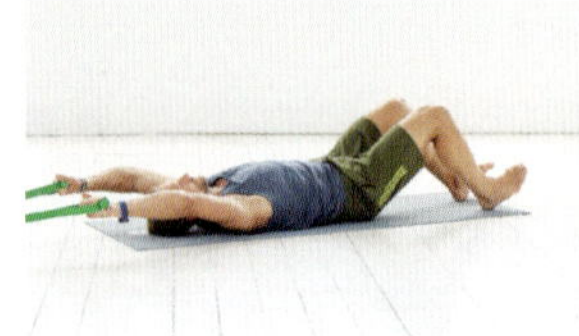

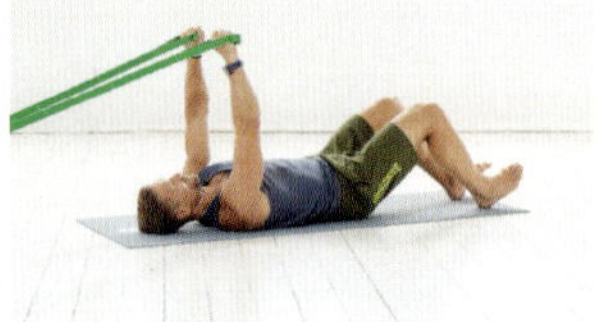

Fixed Band Pull-over

(siehe Seite 68f.)

RUNDE 2

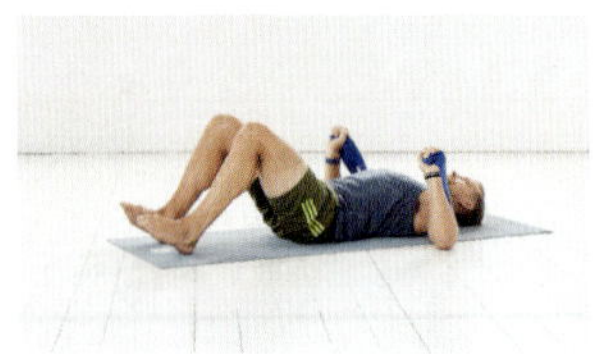

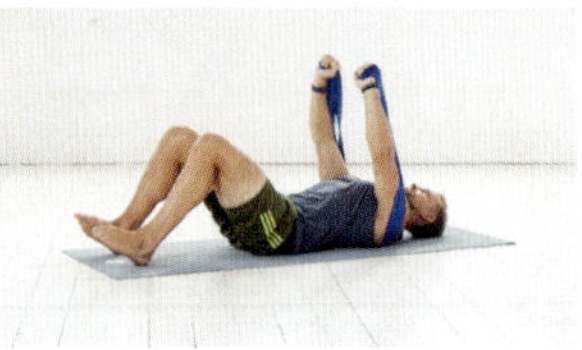

Chest Press

(siehe Seite 58f.)

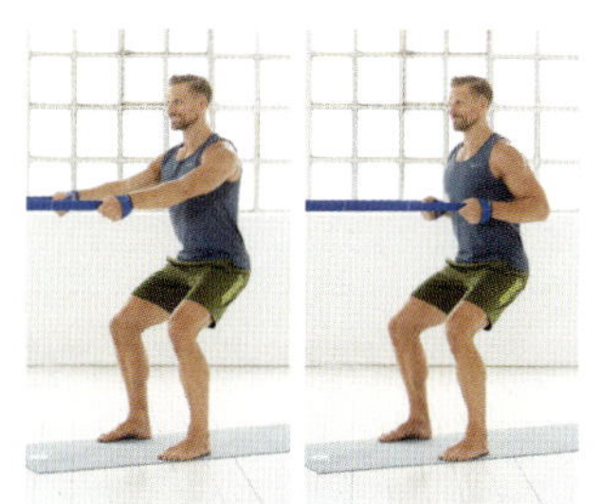

Fixed Band Row (siehe Seite 76)

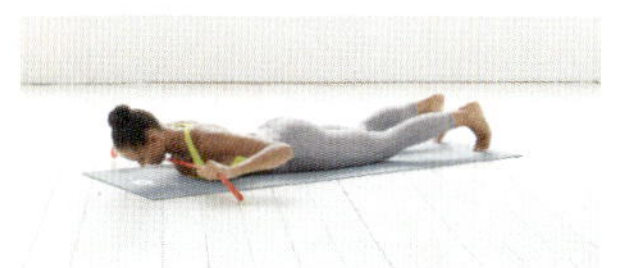

Superman (siehe Seite 81)

RUNDE 3

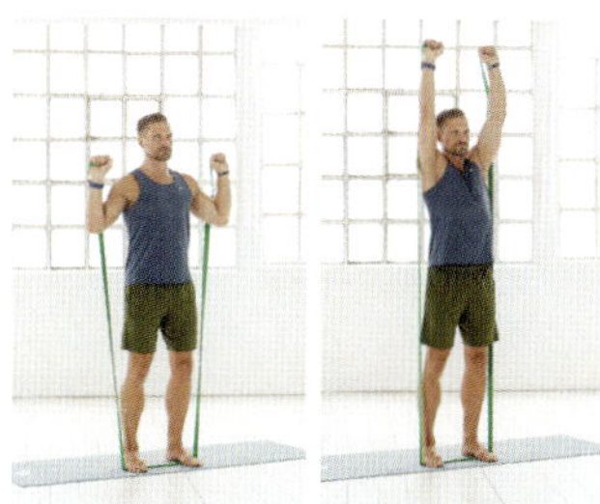

Shoulder Press

(siehe Seite 84f.)

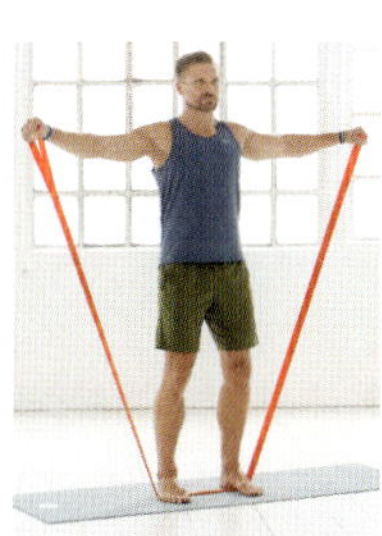

Lateral Raises

(siehe Seite 86f.)

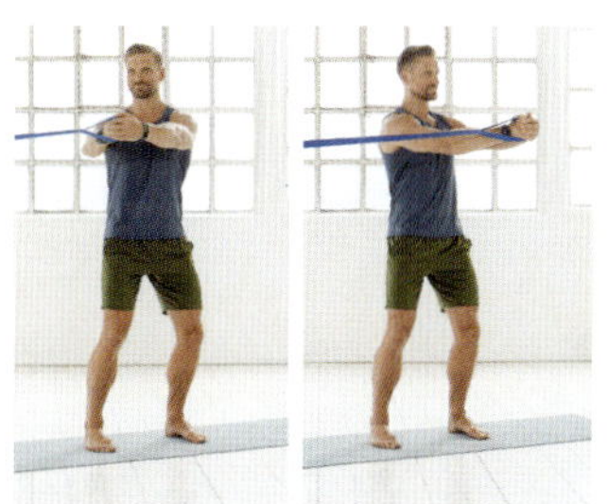

Upper Body Rotation (siehe Seite 114f.)

WORKOUT 3: BEINTRAINING

Jede Übung 12–15 Wiederholungen/45 Sekunden Pause/
jeweils 3 Sätze/dazwischen 60 Sekunden Pause

ZU BEGINN: 45 SEKUNDEN HAMPELMANN

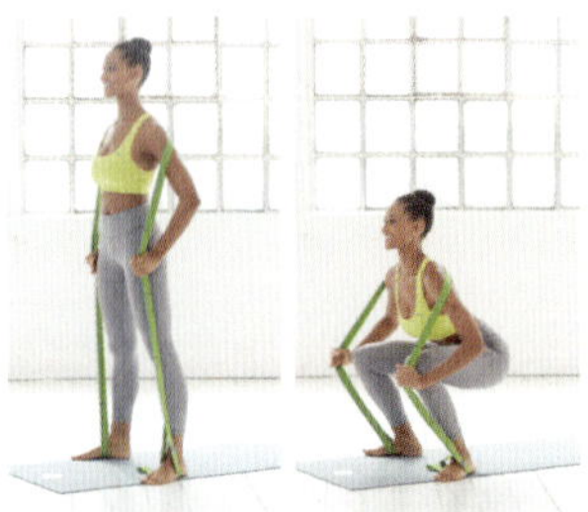

Squats (siehe Seite 50f.)

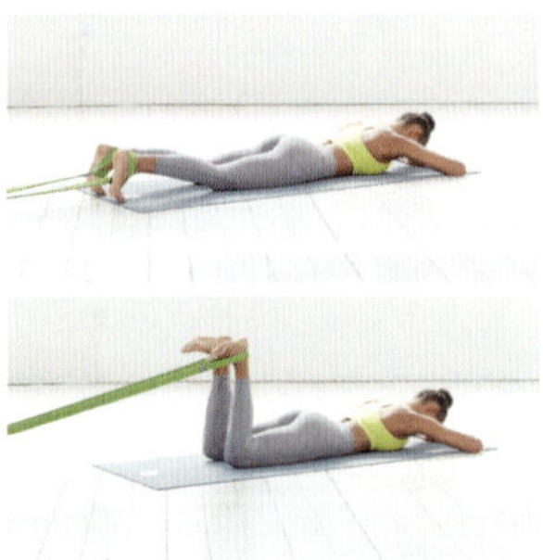

Leg Curls (siehe Seite 56f.)

ZU BEGINN: 45 SEKUNDEN HAMPELMANN

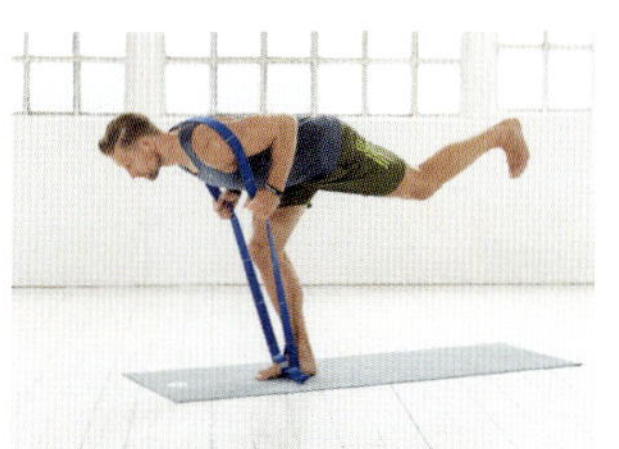

One Leg Good Mornings (siehe Seite 54f.)

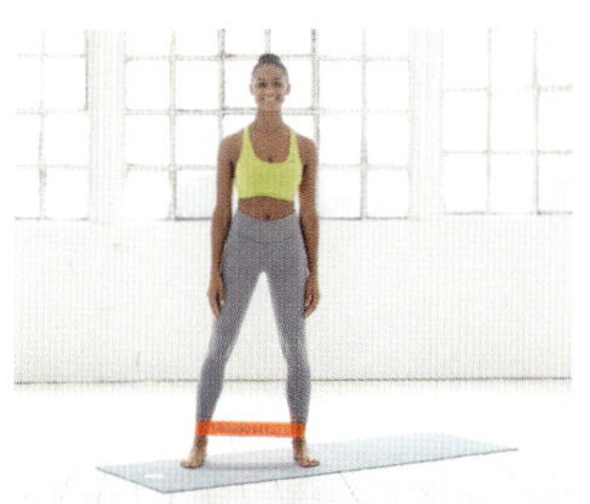

Side Steps (siehe Seite 116f.)

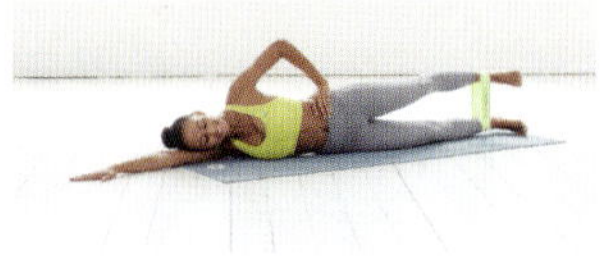

Adductors (siehe Seite 134)

REGISTER

IMPRESSUM

1. Auflage

BILDNACHWEIS

Fotografie: Marco Grundt

Haare & Make-up: Claudia Wegener-Bracht

models: Raphael Jesse & Julie Menke

Fotoredaktion & Styling: Bele Engels

Projektleitung: Hannes Frisch

Bildredaktion: Sabine Kestler

Redaktion: Katharina Kirchschlager

Korrektorat: Susanne Schneider

Herstellung: Timo Wenda

Covergestaltung: Veruschkamia, München, unter Verwendung eines Motivs von Marco Grundt

Layout, Satz: LAYER-CAKE Jürgen Kiermeier, Glonn

DTP und Litho: Mohn Media Mohndruck GmbH, Gütersloh

Druck & Bindung: Litotipografia Alcione, srl, Lavis

Printed in Italy

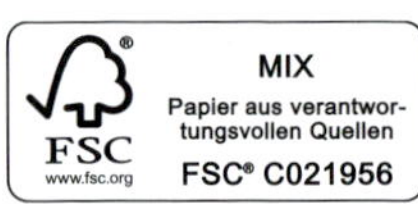

Penguin Random House Verlagsgruppe FSC® N001967

ISBN 978-3-517-10092-0